一生成長する大人脳

医学博士／「脳の学校」代表
加藤俊徳

扶桑社

序章

記憶力と思考力をAIに預け渡してしまった現代人

老化より怖い「脳の劣化」

・立ち上がった瞬間、何をしようとしたのかわからなくなる。
・会話をしているとき、すぐに言葉が出てこない。
・一度に同じことを並行して行うマルチタスクが苦手になった。
・昔に比べて怒りっぽくなった。
・スマホやパソコンに触っていないと不安になる。

同世代が集まれば、「ある！　ある！」と盛り上がる〝老化ネタ〟かもしれません。しかし、「歳《とし》だし仕方ない」と納得している場合ではありません。加齢による影響は否定できませんが、むしろ可能性として高いのは脳の劣化。脳の働きが悪くなっているか、脳のバランスが歪んでいるのが原因かもしれません。

その背景として考えられるのはデジタル機器への依存です。

パソコンやスマホは、人間の「脳の力」という重要な働きの一部を、代替してくれるようになりました。足を使って歩き、目で見て集めていた情報は、ワンクリックするだけで、画面上にあふれ出てきます。

集めた情報を自分なりに考えずとも、インターネットやSNSを見れば、誰かがわかりやすい解説をして「わかったふう」になれる。

パソコンやスマホは人間の脳の外部記憶メモリとなり、履歴を遡《さかのぼ》れば簡単に振り返ることができます。**メモをして忘れないようにする、努力をして覚える、なんてことは極端に減りました。**

本当に便利な社会になりました。

しかし、私は記憶しない脳、発想しない脳を危惧しています。自らの「脳」と向き合わないまま、便利さに甘えていると、自ずと「からだ」も「こころ」も衰えていきます。劣化した脳で、幸せな未来を築いていけるとは思えないからです。

デジタル社会、ＩＴ社会、ＡＩ社会――。呼び方はなんでも構いませんが、科学技術の発展は私たちの生活、そして私たちの脳をこれまで以上に大きく変えていくはずです。

そんな中、

・何歳になっても健やかで、自分らしく生きられるか。

・イライラしたり、やる気がでなかったりして、鬱々とした日々を過ごすか。

・早々に認知機能が衰え、「アルツハイマー型認知症」となるか。

どんな未来にたどり着くかは、日々の生活が導くものです。「脳の特徴」と向き合い、自分の脳を強化していくというライフスタイルを選び、「成長し続ける大人脳」を育てられるかどうかが、今、問われています。

成長し続ける脳

私は1987年に医学部を卒業し、以降、さまざまな医療現場で臨床経験を積みながら、MRIを用いた独自の脳画像診断を行ってきました。そして、**胎児から100歳を超える高齢者まで1万人超の脳画像を分析**する中で、ある事実にたどり着きました。

- **脳は日々変化し、死ぬまで成長する。**
- **一人として同じ脳はなく、脳はその人の人生の集約である。**

神経細胞の数はすでに1歳前から減少していきます。

しかし一方で、脳内のアミノ酸の分泌は年齢とともに減っていくわけではありません。「生命の源」とも呼ばれるアミノ酸は体をつくるうえで必要不可欠な栄養成分であり、脳にとっても大切な栄養素。栄養が補給され続ける限り、脳は成長する素地をもっています。

そして重要なのは、「脳が成長する」というのは決して、神経細胞の数だけで決まるのではないということ。むしろ、より重要なのは、細胞間のネットワークです。具体的に説明すると、神経細胞の集まる「皮質」と神経線維の集まる「白質」の**ネットワークが強化されることこそが、「脳の成長」**です。加齢によって神経細胞の数が減少したとしても、脳のネットワークはいくつになっても強化できるので、脳の機能を保つことができるのです。

情報という刺激を得ることで情報を伝達する道路の役割をする白質は太くなり、情報処理をする神経細胞の成長に伴い皮質の表面積が広がっていきます。それは、あたかも樹木の葉が広がり、幹や枝が太く伸びていく様に似ていて、私は**「脳の枝ぶり」**と呼んでいます。

生まれたばかりの赤ちゃんの脳は、細く頼りない枝が確認できるだけです。そこ

樹木のように成長する「脳の枝ぶり」

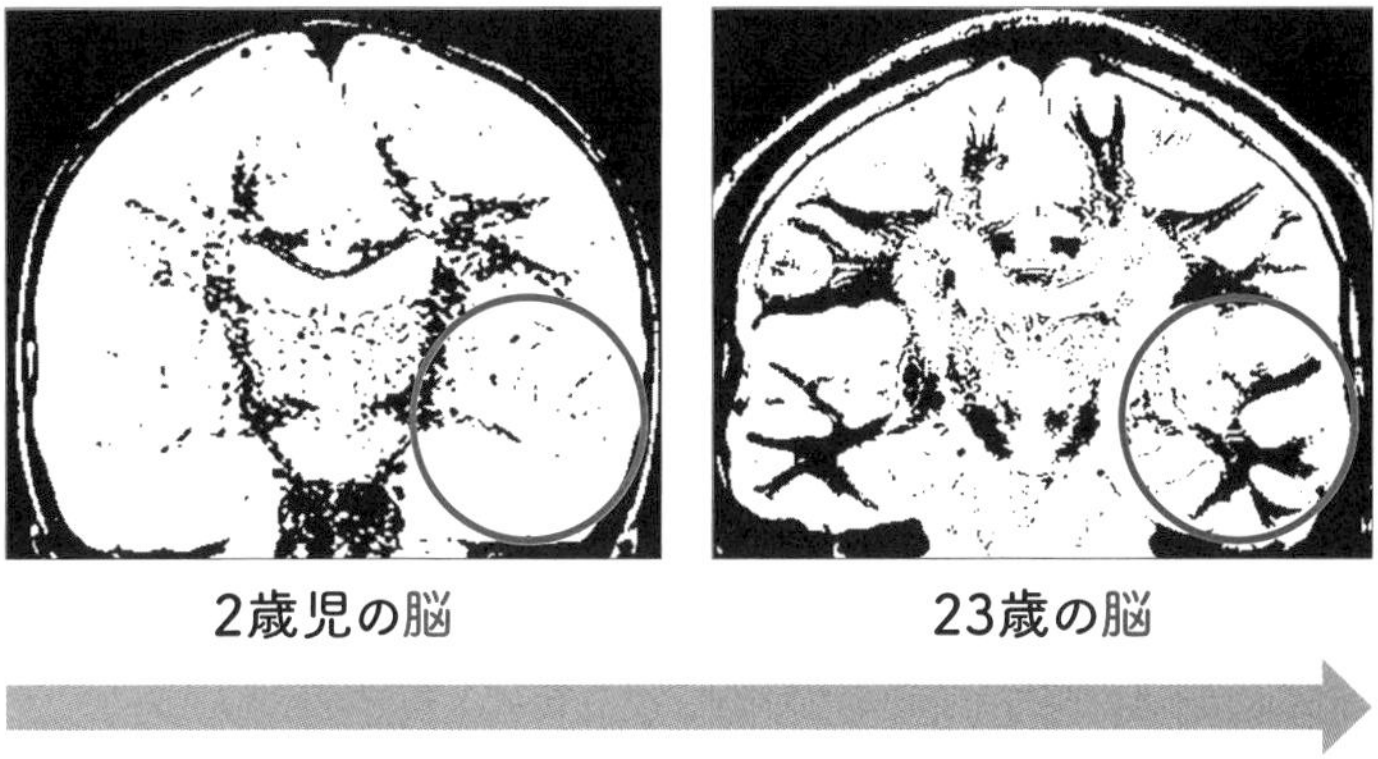

脳の聞く力や記憶する力にかかわる、◯で囲った側頭葉の断面を比べてわかるように、2歳より23歳では黒く示された脳の枝ぶりが長く太く成長している

から成長するに従い、さまざまな情報を得て、脳の枝ぶりは発達。40代に成長のピークを迎え、50代以降は個人差が際立ってきます（詳しくは第3章で解説します）。「個人差がある」ということは、言い換えれば、日々の習慣やケアによって変わるということ。

みなさんの仕事でもそうかもしれませんが、ある程度年をとるとフィジカル面ではどうしても若い人には敵《かな》わなくなります。しかし、培《つちか》った経験や広い人脈によっていつまでも高いパフォーマンスをあげることができる。脳も同じなのです。

8つの脳番地から成る脳

　脳の成長と適応を理解するうえで必要なのは、「脳番地」という概念です。脳は場所ごとに機能が決まっています。同じ働きをする神経細胞とそれをつなぐネットワークによって、脳を区分したのが「脳番地」です。

　細かく分けると脳番地は約120あるのですが、機能別では8つの系統に分類することができます。

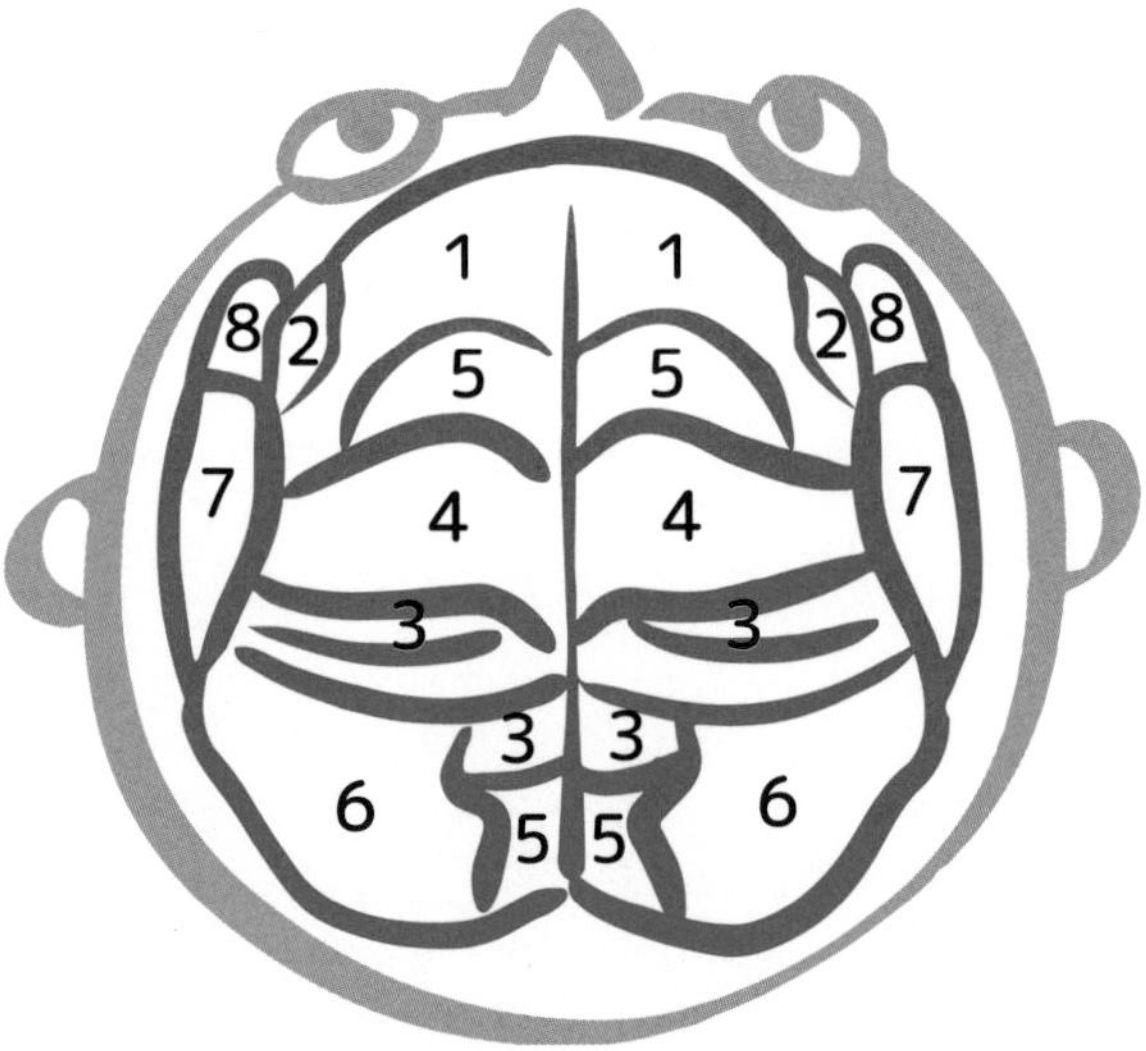

8つの脳番地

1. 思考系脳番地
2. 伝達系脳番地
3. 感情系脳番地
4. 運動系脳番地
5. 視覚系脳番地
6. 理解系脳番地
7. 聴覚系脳番地
8. 記憶系脳番地

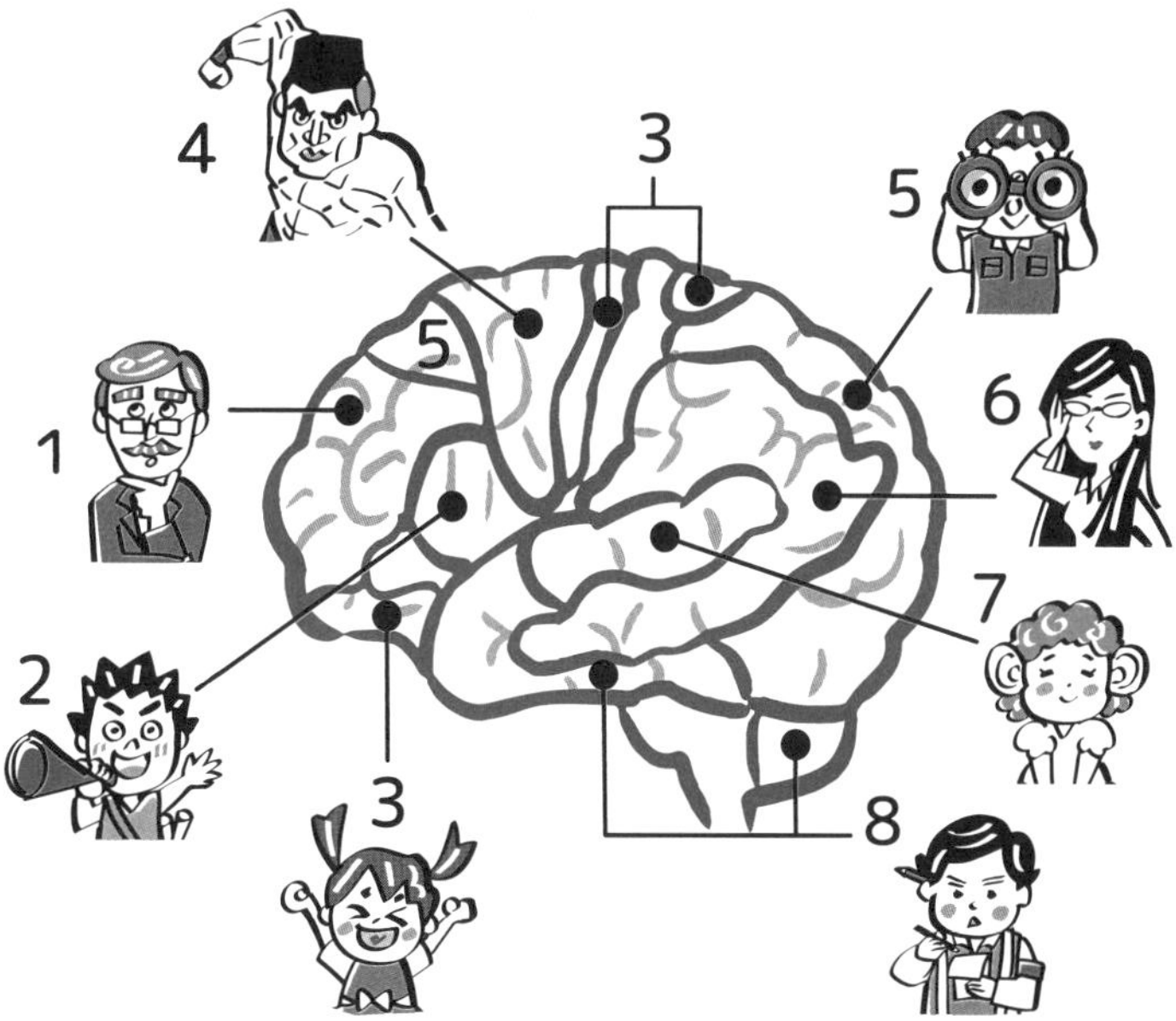

1.思考系脳番地

前頭葉の前頭前野に位置して、思考や意欲、判断などをつかさどり、自発的行動のきっかけをつくる。各脳番地に指示を出す。

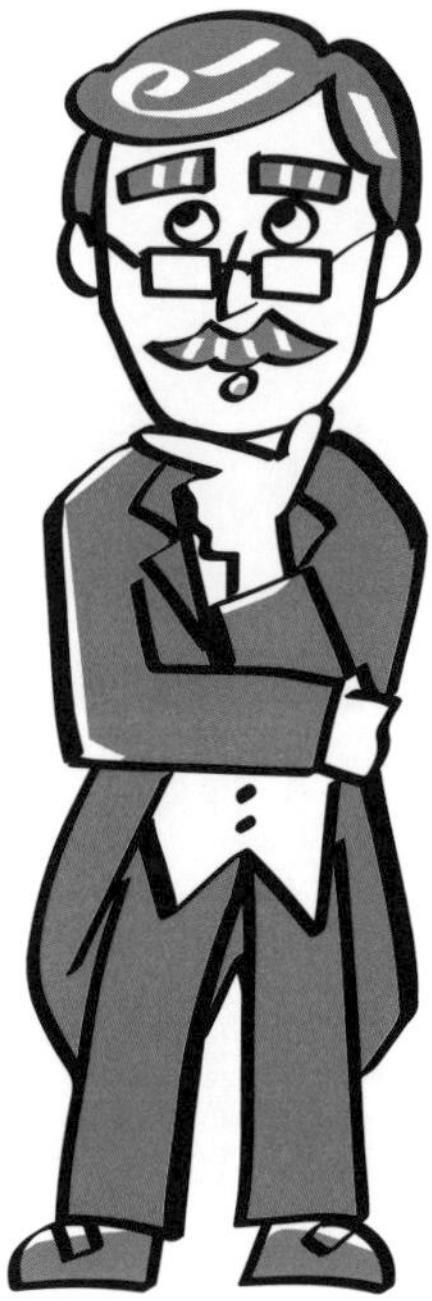

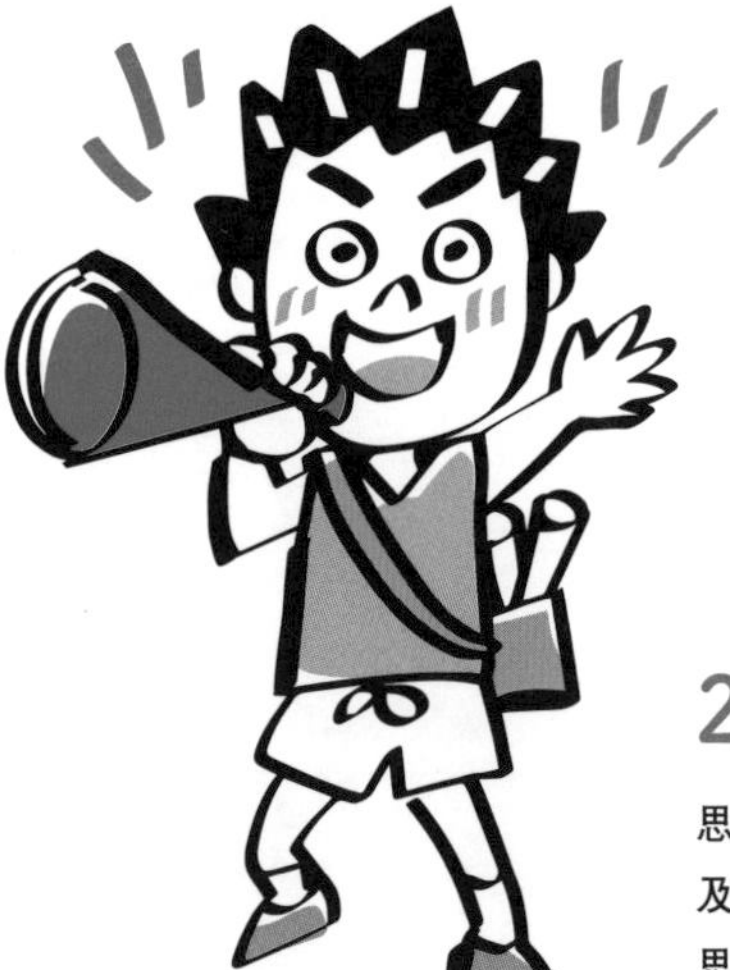

2.伝達系脳番地

思考系脳番地の後ろに位置して、言語及び非言語のコミュニケーションや意思疎通を行う。言葉の生成に関与する。

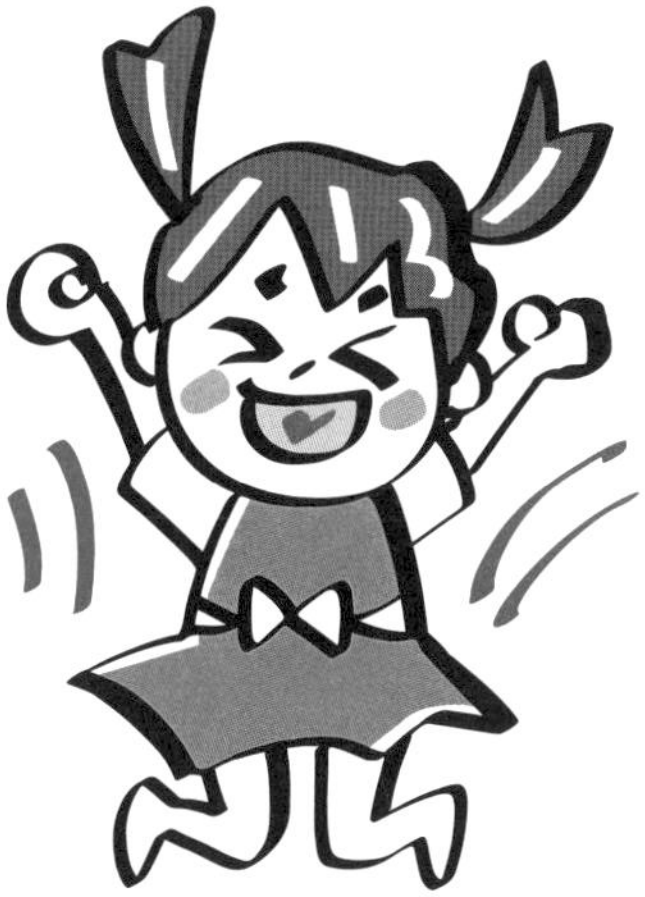

3.感情系脳番地

側頭葉の内側にある扁桃体《へんとうたい》とその周囲が、感情系の中枢。情緒、表現、社会性に関連してほかの複数部位にも位置している。運動系の背後に接している部位は、感覚系を通じて感情系脳番地が活性化されるので、感情系のカテゴリーに含まれる。右脳の感情系は、おもに喜怒哀楽など、他者感情を受容する役割、左脳の感情系は、おもに自己感情の生成に関与する。

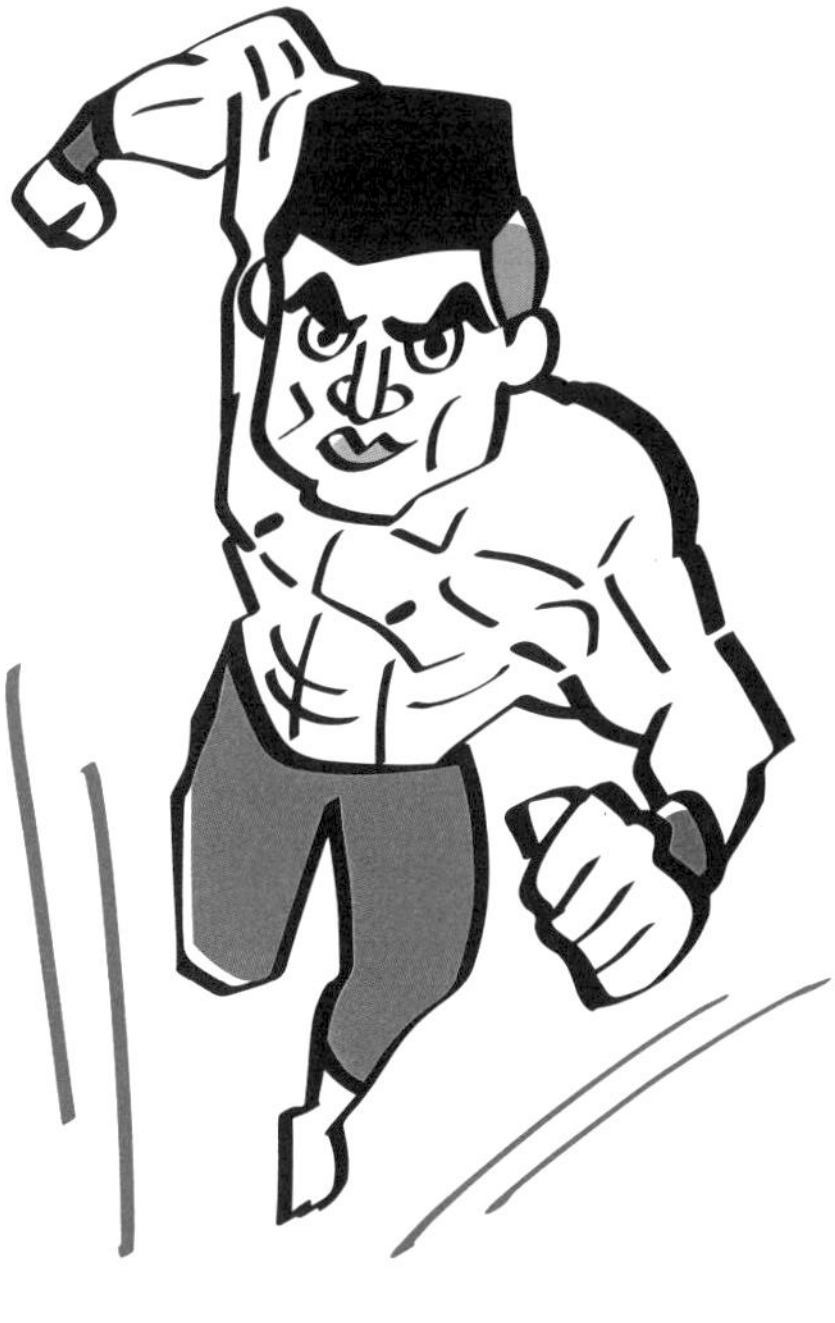

4.運動系脳番地

前頭葉の最後方に位置して、手や足、口など体を動かすこと全般にかかわる。各脳番地が活動するためのエネルギー源となる。

5.視覚系脳番地

前頭葉と後頭葉に位置する。前頭葉の視覚系は自発的な眼球運動を支配し、視覚情報を選択することに関与する。後頭葉の視覚系は目で見た映像や画像、読んだ文章を脳に集積させる働きがある。

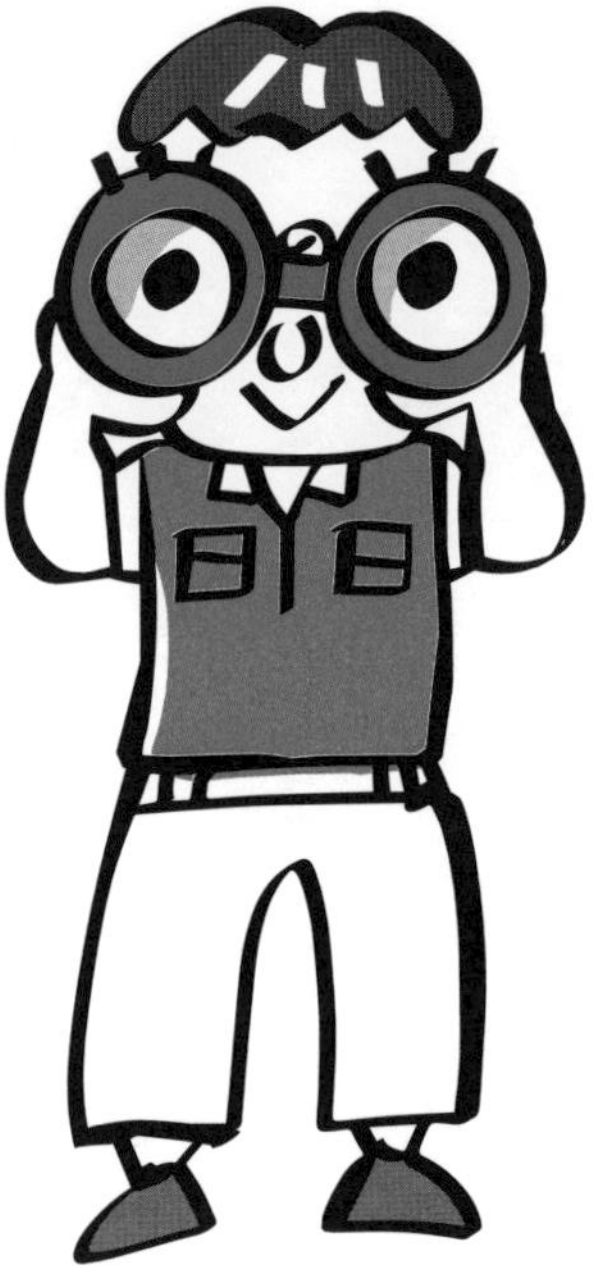

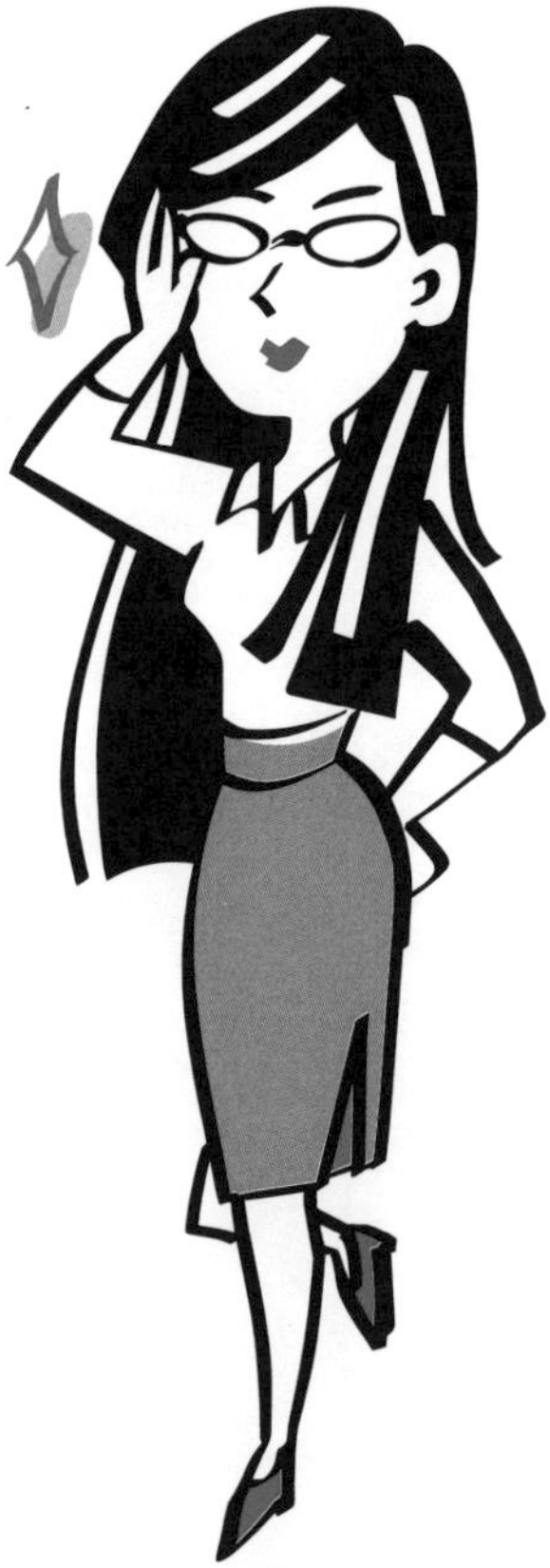

6.理解系脳番地

側頭葉と頭頂葉にまたがり、聴覚系を囲むように位置する。目や耳を通じて得た情報を理解する際に働き、聴覚系・視覚系・記憶系から入る情報の理解・応用・統合を担う。言語の理解を深めるだけでなく、イメージなど非言語情報を使って推測して理解するときにも使われる。

7.聴覚系脳番地

左右の耳の内側部に位置して、耳で聞いた言葉や音を脳に集積させるために働く。理解系・運動系・記憶系に情報を伝達する。

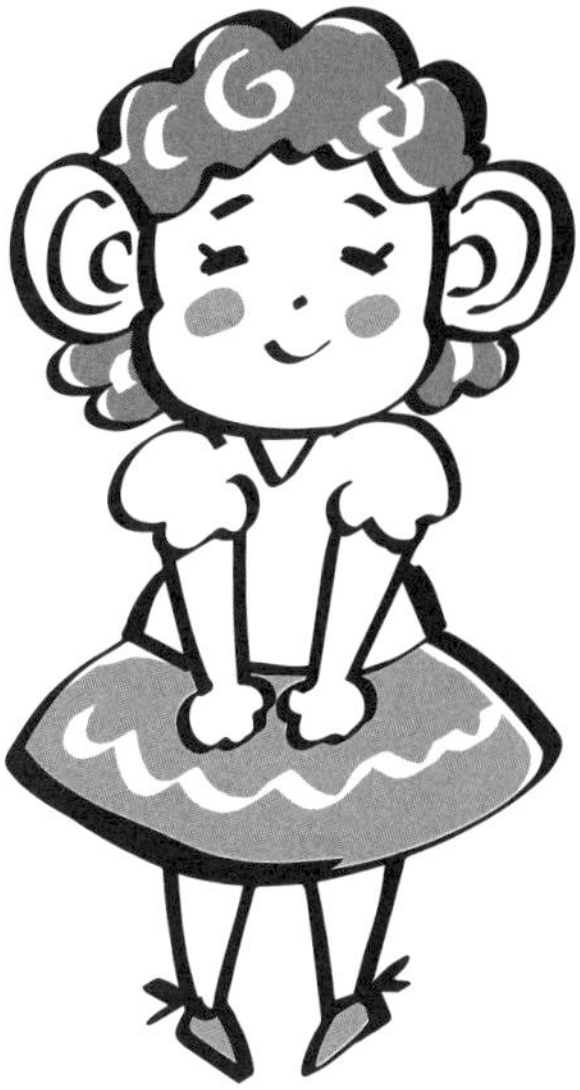

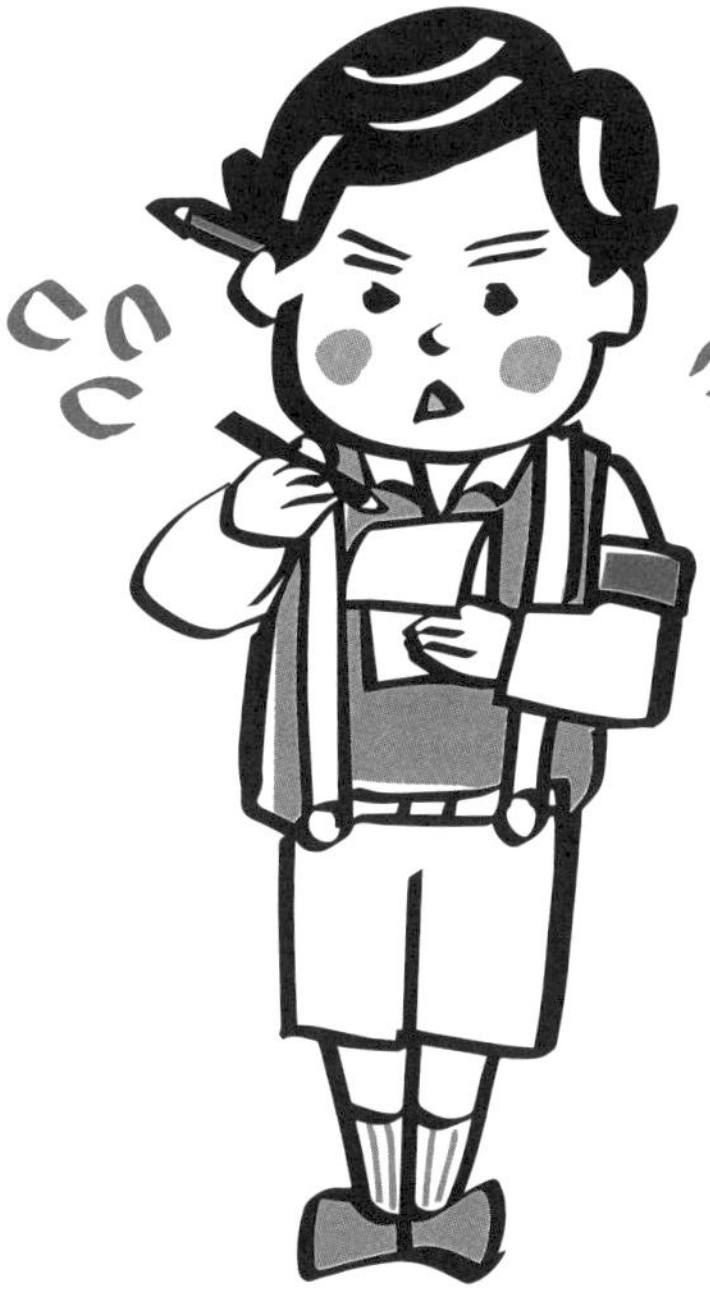

8.記憶系脳番地

側頭葉の内側の海馬とその下部周囲に位置する。情報の蓄積や活用、記憶を思い出すことに関係する。注意力にも関与し、海馬の働きが衰えるとやる気がなくなったり、注意力が散漫になる。

脳の成長の法則

脳がもっている特性として、まず、知っていただきたいのが次の2点です。

・よく使われる脳番地は脳の枝ぶりがよく、発達する。
・複数の脳番地が連携しながら働いている。

たとえば、コールセンターのテレホンオペレーターの仕事は、電話を受け、その都度、異なる問い合わせに臨機応変に答える能力が求められます。話を聞き取り、「どうやったらこのお客さんにわかりやすく説明できるだろうか」と考えます。そのため、「聴覚系」と「思考系」がつながりながら働きます。

興味深かったのは、以前、落語家さんのMRIを撮ったときです。口の動きにかかわる「運動系」が発達していたのは想定どおりでしたが、「聴覚系」も大きく育っていました。聞けば、古典落語は師匠からの「口伝」によって学ぶのだとか。師匠の語りを集中して聞く訓練をしてきた結果だったのです。

このように日々、経験を積むことで脳のネットワークは成長します。**脳は、今日1日をどう生きたか？ その積み重ねで変わっていきます。**その人が得てきた情報、経験してきたことが脳の成長に影響を与え、その脳が未来をつくっていきます。

言い換えれば、**使っていない脳番地は成長が止まる**、ということです。

また、同じ経験を何度も繰り返していると脳の刺激にならなくなり、それ以上の成長は期待できなくなる、ということも重要なポイントです。

草木が茂る山中を歩いていくのは大変です。でも、何度も往来するうちに踏み固められ、楽に通過できる小道ができあがります。そうなると、ほかのルートを開拓する必要はなくなります。

脳も同じ。ディテールは違っていたとしても、作業がルーティン化したり、好きなこと（＝楽にできること）だけをしたりしていると、それは脳のクセとなり、自然とほかの可能性を選択しなくなっていきます。

脳の成長には刺激――普段、**使っていないフレッシュな経験が重要**なのです。

8つの脳番地から成り立ち、それぞれに成長しながら機能も向上するという仕組みは、世界中のどんな人でも同じ。遺伝的にはまったく異なる人でも脳番地の場所や働きは一緒です。その脳の基本構造は同じですし、脳の成長原理も同じなのです。**共通の仕組みをもっている**から、人類は同じようなことを経験したときに、**似たような感覚を覚える**のです。

オリンピックやサッカーワールドカップで、世界中の人がそれぞれの国を応援して、一喜一憂したり。どの国にも保守的な人がいればリベラルな人もいて、デマを飛ばす人がいれば思慮深い人もいる。

その一方で、個々人の脳の成長の仕方や刺激を受ける脳番地の順序が違うので、同じものを見たとき、同じことを経験したときでも反応が変わったりします。このように、**共通認知をもちながらも、一人ひとりに個性が宿るのは、**まさに「**脳の成長の法則**」によるものです。

脳には適応限界がある

普段使っていない脳番地を意識的に使うことで、脳は成長します。これはたしかな事実ですが、一方で、脳も体の一部ですから、肉体の生理的循環を超えて適応することはできません。

「人間はいきなり宇宙に住めるか？」

こう聞かれたらどう答えるでしょうか？

「すでに、国際宇宙ステーションで長期滞在が可能じゃないか」と答える人がいるかもしれません。

しかし、宇宙で生活する宇宙飛行士の**骨密度は、地球の約10倍の速さで低下する**ことがわかっています。骨の強度を高めるためには運動による刺激が不可欠なのですが、無重力空間では十分な負荷をかけられないからです。

宇宙空間では骨だけでなく筋力が低下するため、宇宙飛行士は地球に帰還した直後、自らの力で立って歩くこともできません。

人類は地球から約400キロメートルも離れた宇宙空間に人工天体を打ち上げ、有人実験施設を建設するほどの科学技術を手にしました。しかしそれほどの進歩をしても、**「重力の負荷によって骨や筋力が強化される」という人間の生理的な仕組み**は変えられないのです。

宇宙という壮大な話でなくても、みなさんも実感することがあるはずです。

たとえば、昼夜逆転の生活の影響。朝になると目が覚め、夜になって眠くなるのは、生物の体にはおよそ24時間周期の「サーカディアンリズム（概日リズム）」があるからです。いわゆる「体内時計」のことで、脳を含め、体内の細胞は約24時間周期で働くようプログラミングされていて、それを変えることはできません。

人間本来の生体リズムに逆らえば、心身にトラブルが起こります。海外旅行での時差ボケもその一例ですし、夜勤の多い人・交代勤務の人は睡眠障害など心身のトラブルを抱えやすいことはよく知られています。

どこまでいっても、人間は「生物」であるということ。生理的な現象を無視して、私たちは環境や技術に適応することはできないのです。

「動かないこと」は脳への脅威

科学技術を発展させ、快適な生活を送る環境をつくることができたとしても、それでも人間は細胞の塊である「生物」であることから逃れられません。

脳は成長する。

しかし、生き物であることを超えて適応することはできない。

今こそ、この事実を真摯《しんし》に受けとめるべきです。冒頭でお話ししたように、加速度を増して進むデジタル社会の中で、私たちの生きる力は明らかに衰えています。

脳の枝ぶりは幼少期に育ちはじめるのですが、それにはある程度順番があります。**まずは、運動系が育ち、その後、視覚系、聴覚系が育つ**という過程をたどります。

生まれたばかりの赤ちゃんのＭＲＩ脳画像を見ると、脳と脊髄をつなぐ、体を動かすための運動系の細い枝が確認できるだけです。後頭葉の視覚系、側頭葉の聴覚系にはほとんど枝は伸びていません。

しかし、寝返りをうち、手足を動かし、ハイハイをして立ち上がるなどして運動系脳番地が発達し、それとともに細く頼りなかった枝は成長していきます。さまざまなものに触れて皮膚から刺激を受けつつ、周囲をじっと見渡したりして、感情系脳番地と運動系脳番地との結びつきが構築されます。

そして、3歳くらいまでの間に、視覚系脳番地、聴覚系脳番地など五感にかかわる脳番地が発達し、情報を脳に集める基礎がつくられます。この土台があって、思考系脳番地や理解系脳番地、伝達系脳番地などの「高次脳機能」を遂行する脳番地が成長するのです。

- **先を見通して予定を立てて行動に移す。**
- **目的をもって勉強をする。**
- **人と円滑にコミュニケーションをとる。**

こうしたことすべては、高次脳機能によるものです。つまり、「**動くことによって情報を得て、脳が高度化する**」という仕組みが、人間の根本にあるのです。

しかし、デジタル化によって、私たちは動かずとも大量の情報を得られるようになりました。動いて周囲にあるものに触れ、さまざまなものを目で見て、耳で聞いて成長してきた人間が、「動かない」という選択をしようとしているのです。

さらにＡＩ化によって、集積した情報を自動分析して「正解」と思われる判断が得られるようになっています。

この情報処理環境の変化は脳にとって、「氷河期の到来」と同じようなものです。ＡＩに記憶力も思考力も奪われそうになっている状況を、私たちは乗り越えなくてはなりません。

AI社会に広がる「脳格差」

繰り返しになりますが、生物である人間に備わっている生理現象や機能をＡＩ社会に完全に適応させることはできません。意図してできるのは、脳とＡＩ社会のミスマッチを理解し、脳の成長を止めない生き方を選ぶことだけです。

デジタルの便利さだけを無邪気に享受しているだけでは、ＡＩ化が進む社会にのまれて、脳が侵され、おのずと心と体の健康寿命も脅かすことになります。

それは、心と体の健康寿命に大きな格差――「脳格差」を生み出すはずです。

健やかに人生を歩む人がいる一方で、うつ病をはじめとした精神的なトラブルを抱える人、若くしてアルツハイマー型認知症と診断される人は増えるでしょう。新しいことにチャレンジをし、自己実現していく人がいる一方で、自分のことがよくわからず、イライラや不安、不満を抱えながら生きる人はさらに増加するはず。未来を分けるのは早くから「成長する大人脳」を育てていけるかどうかです。

脳格差の広がりは、2020年春から始まった新型コロナウイルス感染症のパンデミックによって、拍車がかかったように思います。

緊急事態宣言があったにもかかわらず、社会機能が完全ストップをしなくてすんだのは、デジタル技術のおかげです。

会社に行かずとも、テレワークによって在宅で仕事をすることができましたし、ウイルスについて世界中のデータがリアルタイムに共有、分析され遺伝子解析につながったのもデジタル技術の恩恵です。

しかし他方で、感染を防ぐために「外出すること」「人と会う」ことが激減しました。

人類がコロナに対抗できたのはデジタルのおかげではありますが、この期間の行動制限が脳に与えた影響は、みなさんが思っている以上に深刻です。

ポストコロナ時代においてもデジタル社会からＡＩ社会への進化は止められません。だからこそ、その恩恵を受けながら、人間的に豊かに生きるためにどうすればいいのかを考えてもらいたい。そんな思いで書いたのが本書です。

ＡＩ社会がもたらす便利さと効率のよさは、運動系脳番地の弱体化を引き起こしがちです。

第１章では現代のライフスタイルの落とし穴について論じつつ、コロナ禍でのステイホーム、子どものゲーム依存が脳に何をもたらすのかを解説します。

第２章では、ＡＩ社会が加速させる感情系脳番地の「左右格差」、ＳＮＳ上での承認欲求の正体を脳からの視点で考えてみました。

第3章は、幼少期から高齢者まで世代ごとの脳の特徴を解説します。あなた自身、あるいはあなたの親や子どもなど大切な人にとって、今、必要なことは何か？　足りないものは何かを考えていただければと思います。

そして、第4章は曖昧《あいまい》でぼんやりとした「こころ」と脳の関係を整理していきます。ここ20年、うつなど気分障害の患者は増加の一途をたどっています。とくに、うつ病患者が多い年代は40代。デジタル化による働き方の変化と無縁であるとは思えません。「こころ」の問題も脳からアプローチすることで改善に向かうことができます。そのヒントとしていただければ幸いです。

そして、最後。第5章では、脳が適応できないＡＩ社会で、どうやって一生成長する大人脳を育むのか？　私の実践していることも含め、その具体的な方法をご紹介します。

繰り返します。

これから先、人生の成功者となるには、「脳の特徴と向き合いながら脳を強化していく」というライフスタイルが必須です。

ここでいう〝成功〟は巨万の富を得るとか、出世して権力をもつとか、そんなつまらないことではありません。

自分が納得できる（これも脳の働きです）、自分にとって豊かな日々を過ごせる人こそ人生の成功者です。

・なんだかいつも疲れている。
・睡眠の質が悪く、日中いつも眠い。
・何を見てもときめかず、やる気がでない。

こうした症状がある人はすでに脳の働きが鈍っている可能性があります。

「もう、衰えがはじまっているのか」と心配になるかもしれませんが、むしろ逆です。危機感はライフスタイルを変える絶好のチャンスとなります。

先ほど、私はこう指摘しました。

脳は日々変化し、死ぬまで成長する。
1日1日の積み重ねが脳をつくります。
早く気づき、実践した人から変わっていくはずです。
脳を知り、脳を鍛え、人生の成功者になってください。

【もくじ】

序章

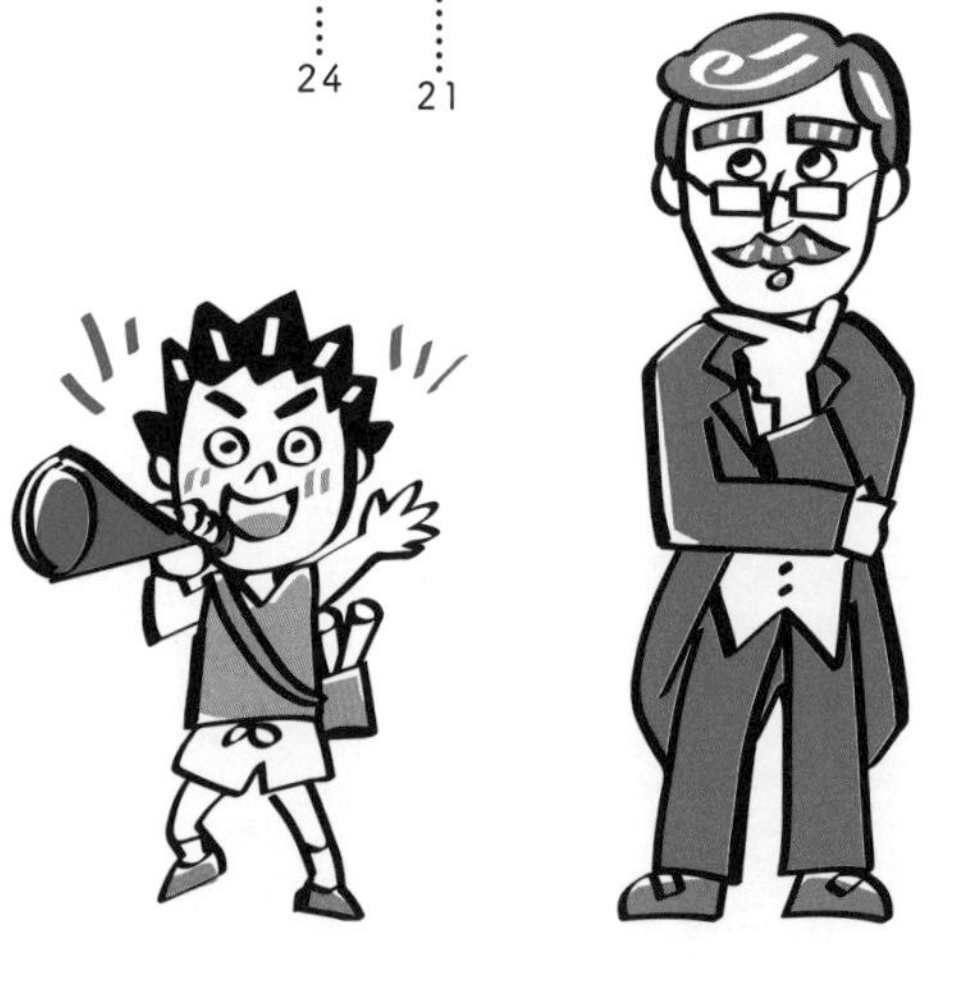

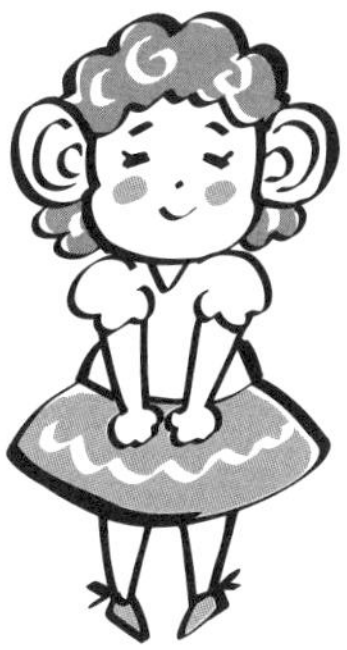

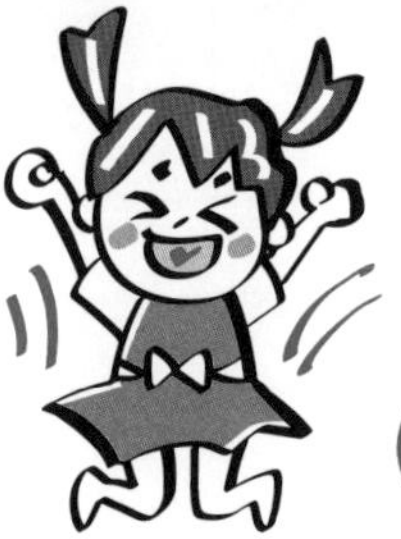

第2章

第3章

パターン化した大人脳もまだまだ成長できる——世代別特徴

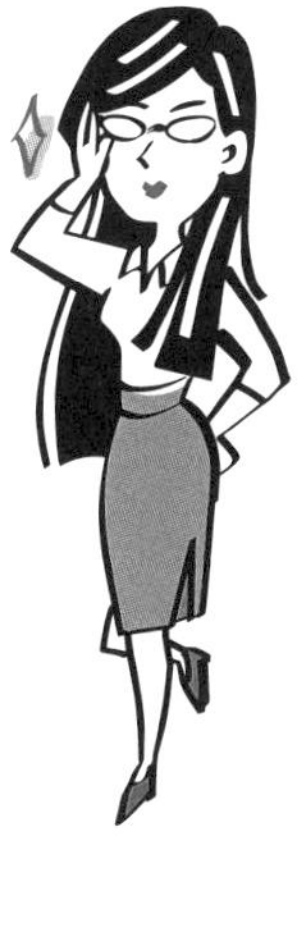

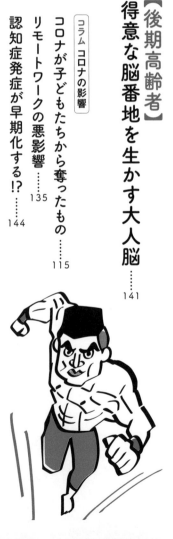

第4章

疲弊している大人脳を変える「こころ」の法則

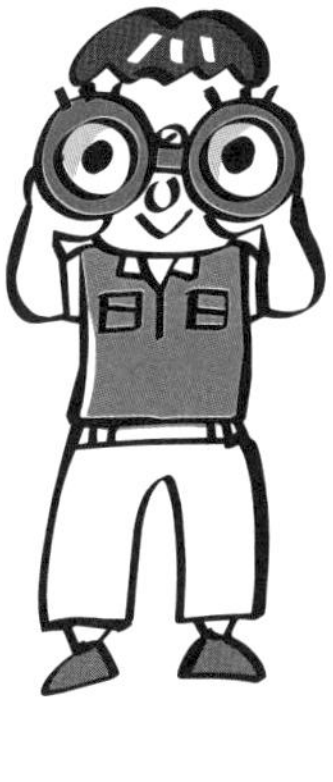

第5章 大人脳が成長する7つの小さな脳習慣

あとがき

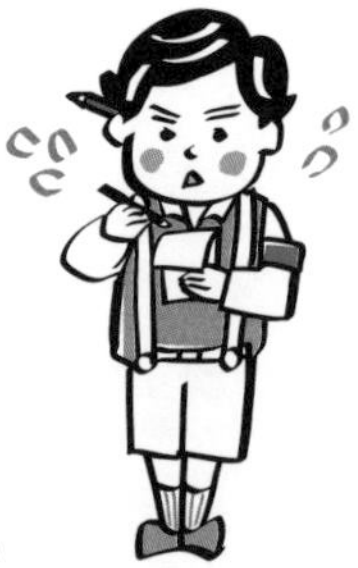

第1章

AI社会で脳は弱まるのか

AI社会のもたらす便利さと脳

科学技術の進歩は人々の生活を便利に、そして豊かにしてくれます。

私自身、それを実感したのはパソコンの登場です。

私はもともと左利きですが、右手もうまく使えるようになりたいと、幼い頃から意識的に両手を使っていました。そのため中学時代には状況によって右と左を使い分けられるまでになっていました。

ただ、それでも本来の利き手は限りなく左。右手にペンや鉛筆を持っていざ書こうとすると、やはり、考えていることに手が追いつきません。**脳が100のスピードで動いているときに、手は30ほどの速度**しか出せず、学生時代はずっと歯痒《はがゆ》い思いをしていました。

しかし、大学を卒業する頃にワープロが普及し、ほどなくパソコンが登場。これは私にとって、世界を変えるほどの（というのは言いすぎですが）インパクトがありました。パソコンはキーボードを使って両手で入力します。左手も同時に使うため、脳の処理に手が追いつくようになり、生産性が格段に上がったのです。

科学技術の進歩は、一般の人はもちろん、とくに特性が凸凹している人を助けてくれます。それがテクノロジーの果たす効果的な役割だといえるでしょう。しかし、**便利の向こう側にハッピーな未来だけが待っていると考えるのはあまりに無邪気すぎます。**

来るデジタル社会は、「デジタル社会形成基本法」（第2条）で、次のように定義されています。

「インターネットその他の高度情報通信ネットワークを通じて自由かつ安全に多様な情報又は知識を世界的規模で入手し、共有し、又は発信するとともに、大量の情報の処理を可能とする先端的な技術をはじめとする情報通信技術を用いて電磁的記録として記録された多様かつ大量の情報を適正かつ効果的に活用することにより、あらゆる分野における創造的かつ活力ある発展が可能となる社会」

条文の概略を示すわずか170字程度の文章の中に、「情報」という言葉が5回も繰り返されています。

戦後から高度経済成長にかけての科学技術の進歩――たとえば、洗濯機や掃除機が普及した、というのは「マルチタスクを可能にする」という便利さでした。

しかし、デジタル社会がもたらす便利さの本質は、動かずにたくさんの情報を容易に得られる手段が加速していくということ。これは、脳が成長する仕組みと相反します。

序章で語ったように、人間は動くことで情報を得て、脳を成長させてきました。これは人間の生物として備わった仕組みであり、たかだか数十年の科学技術の進歩に応じて変えられるものではありません。**これから私たちが生きる社会は、脳にとっては不健全な環境**だということを理解しておく必要があるのです。

AI社会で弱体化する運動系脳番地

デジタル化による影響を真っ先に受けるのが「運動系脳番地」です。運動系脳番地は8つの脳番地のエネルギーとなる脳番地です。**運動系が使われなくなると、脳全体が弱体化します。**

すでに指摘したように、運動系脳番地はもっとも早く成長をはじめます。運動系脳番地の枝ぶりが発達することで、感情系や視覚系、聴覚系が成長します。

日光東照宮の有名な三猿――「見ざる・聞かざる・言わざる」は、悪いことは見たり聞いたり言わないのが知恵であるという教えです。しかし、脳科学の観点からいうと、言わない・見ない・聞かないことが継続すれば、明らかに、運動系、伝達系、聴覚系、視覚系が衰えてきます。

「話す」（口や舌などの口腔《こうくう》器官を動かす）**「見る」「聞く」というこの3つの単純な動作は、とくに幼少期の脳の成長に非常に重要です。**脳が情報を得て、それを処理するシステムの原点が「動く」「見る」「聞く」だからです。

また、**運動系脳番地**には、「**ほかの脳番地との連携性が高い**」という特徴があります。たとえば、**球技をするとき**、体を動かすだけでなく、ボールをよく見て（視覚系）、周囲の敵や味方の動きを確認して（視覚系&思考系）、ときに監督の指示を聞き（聴覚系）プレイをします。

このほか、**楽器を演奏するとき**、**料理をつくるとき**、**農作業をするとき**……、体を動かして五感を駆使しながら、私たちは活動しています。**これらすべて、運動系を中心にさまざまな脳番地が連動して動いているのです。**

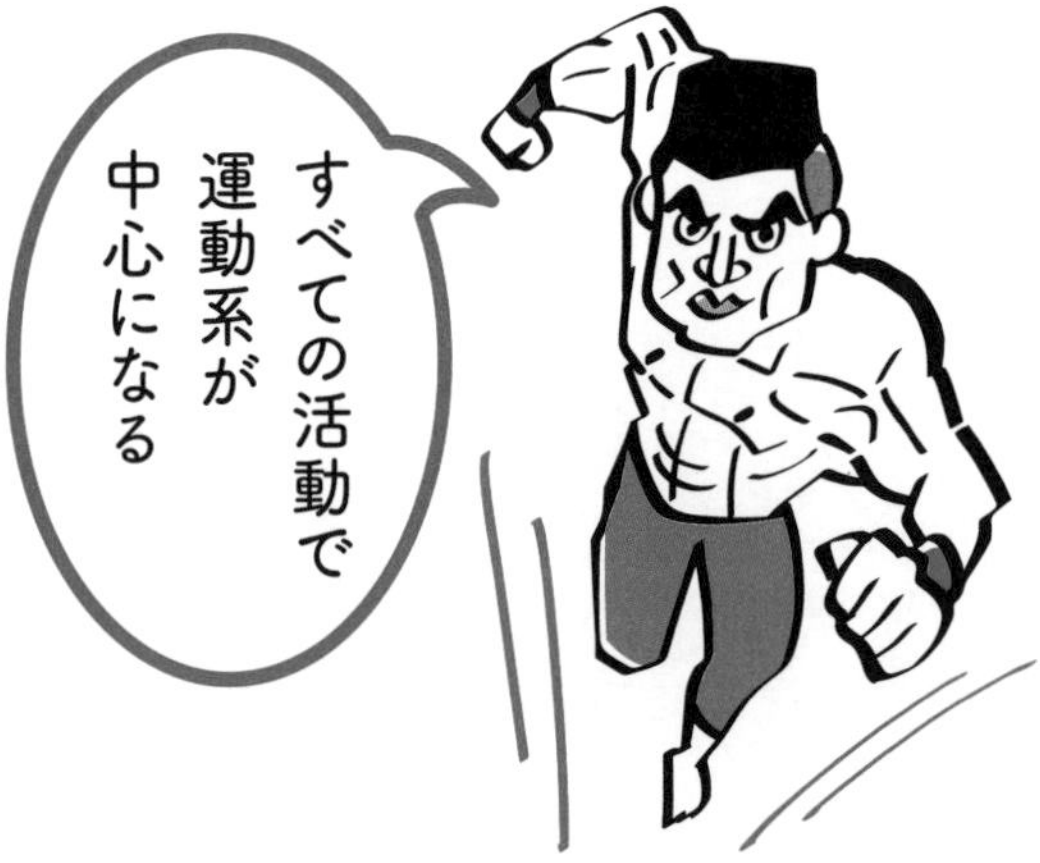

また、運動系脳番地は企画を立てたり、手順や段取りを考えたりすることも司っ

ていて、それは記憶系と連動します。

運動系というと、スポーツや体を動かすことをイメージするかもしれません。が、それだけではありません。「行動する」「体験する」ことすべてが運動系の刺激となります。人は「動こう」と思わなければ身体を動かすことはできません。「動く」ことは、もっともシンプルな主体的行動です。その機会が失われ、運動系脳番地が衰えると、ほかの脳番地にも大きな影響を与えます。

動かなければ想像力も失われる!?

意外に思われるかもしれませんが、**想像も運動系脳番地を使わないとできません。**私たちは想像をめぐらすとき、頭の中に〝映写機〟を置き、視覚的に映像を浮かべます。そのときもまた運動系脳番地が使われます。

つまり、動かないと想像力が落ち、空想もできなくなります。運動系脳番地が極端に衰えると、うまくイメージできず曲解して妄想障害を起こしたり、睡眠不足になってうつ状態になったりする可能性があります。

また、**運動系脳番地の衰えで想像力に欠けると、発想に偏りが生じます。**新しいアイデアを生むクリエイティビティも衰えます。

そもそも、デジタルの世界がクリエイティビティを刺激するかというと、私自身は疑問をもっています。何かを企画したり、新しいことをはじめたりするとき、まずはインターネットを使って情報を集めるという人は多いでしょう。

しかし、インターネットに上がっている時点で、その情報は過去のものです。先人に学ぶことは必要ですが、過去を見ていても新たな発見はありません。

これは私自身の経験でもあります。38歳くらいのときでしょうか。アメリカに留学中、長年、抱いていたある一つの疑問を解決するために、1年間、論文を書かずに図書館に通い詰めたことがありました。

私の疑問の答えがどこかにあるかもしれない――。そう思い、1800年代の古い英語文献から、さらにフランス語、ロシア語の論文までも読み漁《あさ》りました。しかし、ついぞ答えは見つかりませんでした。

落胆しながら、過去の文献に頼ることをやめ、改めて自分で開発した方法でデータ解析をはじめることにしました。すると、答えの端緒があるとき突然、ひらめいたのです（これにより確立した脳計測の方法「ベクトル法fNIRS（エフニルス）検査」は国際特許を取得しました）。

結局のところ、自分で考え抜くしかありません。**過去の記憶の集積であるネットの世界にいても新たなアイデアは生まれないのです。**

- **足を運んで現場を見る。**
- **手を動かして思考する。**

インターネットが便利に使われる時代、多くの人が軽んじはじめていることを、丁寧に行える人のほうが優位性は増していくはずです。

外に出かけずとも、デジタルの知識を駆使し、ネットにあふれる、もはや無限ともいえる記録情報をいち早く得られる能力がこれからの社会を生き抜く力——と思うかもしれません。が、決してそうではないのです。

コロナ禍によって失われた「光」

2020年から始まった新型コロナウイルス感染症の流行拡大。人と人とが触れ合う機会が失われ、生活スタイルが一変しました。ウイルスは人を媒介にしますから、人のいるところは避け、家にこもっているのがもっとも確実な感染予防であることは間違いありません。

「密の回避」「巣ごもり生活」はウイルス対策としては正解です。しかし、それは**「動かない」ことを推奨するものではない**と、強くアナウンスされるべきだったと思っています。

コロナ禍によって失われたものはたくさんありますが、その一つが「光」です。外出を控え、日光に当たらなかった影響は確実に出ています。それは「ビタミンD不足」です。

ビタミンDはほかのビタミン類同様、大切な役割を果たしています。骨の成長のほか、筋肉を動かしたり、脳からのメッセージを体のさまざまな部位へ伝えたり、免疫系を働かせたり。身体に不可欠な栄養素です。

しかし、ビタミンDは体の中に元からあるわけではありません。そのため、食べものから摂《と》る必要があるわけですが、ビタミンDは皮膚が直射日光に当たることでも生成されます。

人間は日光を浴びないとビタミンD不足に陥り、骨の健康に影響が出たり、免疫力が落ちたりします。また、がんや糖尿病のリスクが高まるともいわれています。

そして近年、指摘されているのが**ビタミンDの不足とうつ状態の関係**です。ビタミンDは神経伝達物質「セロトニン」の分泌にかかわっているため、不足すると睡眠障害になったり、うつ病に似た症状が出たりするのです。すなわち、ビタミンDは、肉体だけでなく脳の働きにも影響しているのです。

OECD（経済協力開発機構）が行った国際調査で、日本はコロナ禍を経て、うつ病やうつ状態の人が2・2倍になったといわれています（2013年調査で7・

9％だったのが2020年の調査では17・3％に増加）。

知人の医療関係者は「ビタミンD欠乏症」と診断するほどでなくとも、ビタミンDが不足している人がコロナ禍を経て確実に増えていると危惧していました。

必要なものはオンラインで注文し、食事はフードデリバリー。家から一歩も出ずとも生活することができる時代です。が、太陽の光を浴びずに、私たちは健康に生きることはできないのです。

オンラインはリアルの代替になるか？

私はコロナが始まった2020年春から3年間で50冊以上の書籍を出版しました。編集者との打ち合わせや取材はほとんどオンライン。一度も対面で会うことなく、仕事ができるのはデジタル社会の恩恵でしょう。

しかし、脳の仕組みから考えると、オンラインが完全に対面の代替手段になるかというと、決してそうではありません。

オンラインは確かに同じ時間を共有し、リアルタイムでコミュニケーションをとることができます。しかし、**同じ空間を共有したことで育まれる「共感性」はオンラインでは生まれません**。

たとえば、会話などせずとも肩を並べて座っているだけで、なんとなく互いを理解し、わかりあえたような気がする、という経験はありませんか？

同じ空間の中にいると、においや温度、空気の質感など「**肌感覚**」を**共有する**ことができます。また、その人の表情やしぐさを目の当たりにすることで、その人の人となりを感じることができます。

これは、**人間関係を築くうえで重要な非言語の情報**です。運動系や人

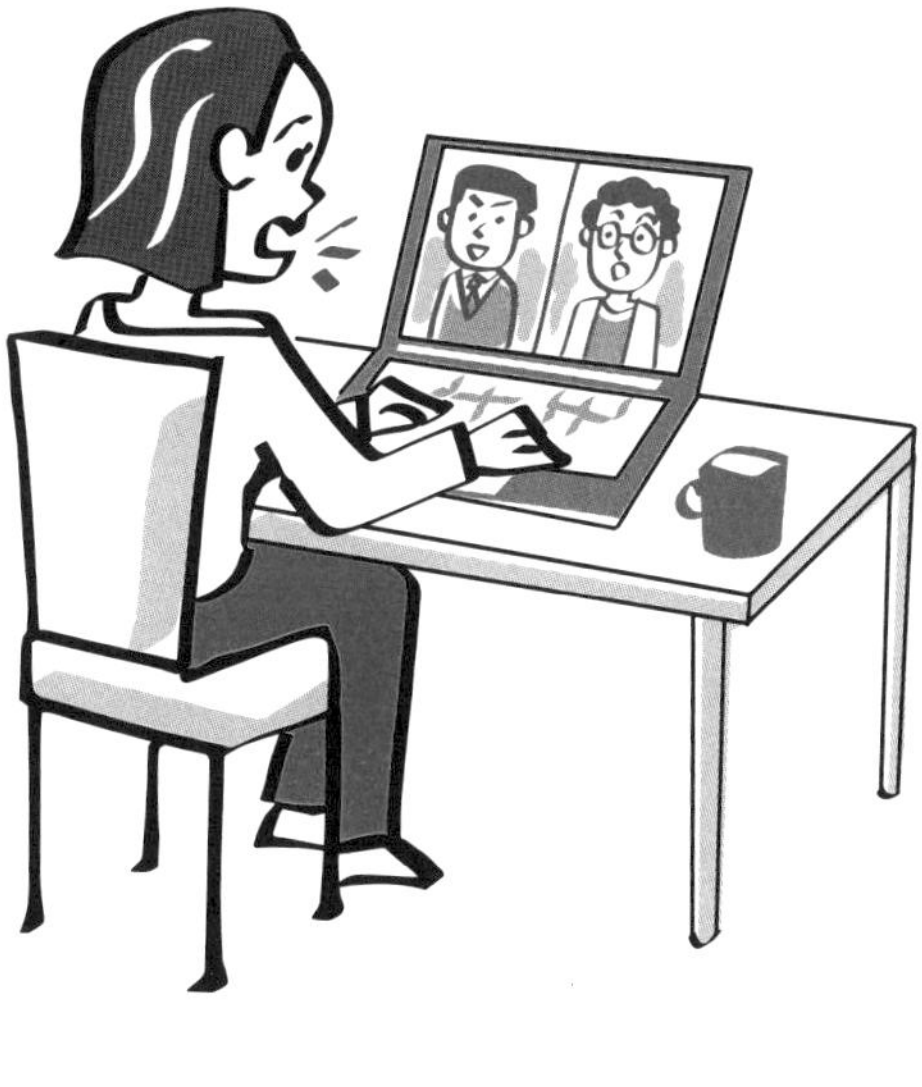

の表情を読み解く感情系の一部である「感覚系」の刺激になり、相手の人物像を理解する一つの材料になるのです。

しかし、オンラインでは画面上の区切られた枠に映った2Dの情報しか得ることができません。リアルに対峙《たいじ》しているときと比べ、情報は圧倒的に少ないですから、その人に対する評価を誤ってしまう可能性があります。

また、**デジタル上でのコミュニケーションは印象に残りにくい**、という特徴があります。実際の出来事から生まれた記憶が定着するには、記憶を司る海馬と記憶系脳番地、そして感情系脳番地が深くかかわっています。

そのため、出来事には感情が伴いやすく、**感情が伴った記憶はしっかりととどまります**。長年連れ添った夫婦が、「あれ」だけで会話が続くのも、長く同じ空間で時間を共有してきたからにほかなりません。出来事に対する共通経験を積み重ねているからです。

しかし、ネット上から得た情報は知識にはなったとしても、出来事記憶にはなりにくく、結果、関係を強化するような共通の記憶になりにくいのです。

たとえば、アフリカのザンビアの様子をVR（Virtual Reality）で見たとします。文字情報を読むより、映像として見るより、VRのゴーグルを介することでより多くの情報を得ることができるでしょう。ザンビアに対する親近感が強まることもあると思います。

しかし、どれほど精緻《せいち》なVR映像だったとしても、ヴィクトリアの滝の水しぶきを肌で感じることはありません。サイやバッファローなど野生動物が住むサバンナのにおいを知ることはできません。**疑似体験はあくまで疑似でしかなく、リアルとイコールになることはない**のです。

デジタルを使ったオンラインでの経験は、リアルを超えることはない——。こんな話をあるコンサルティング会社の社長にしたところ、「**コロナ禍になって社員同士の仲がうまくいかなくなった**」と話してくれました。

オンラインでコミュニケーションの場をつくっても、どこかギスギスしていて、ともすれば、言い争いがはじまってしまうこともあるのだそうです。

こうした問題は珍しくないのでしょう。なんとか空間を共有できないかと、アバターを使ったり、メタバースを利用したり、さまざまなデジタル技術を駆使した方法が考え出されています。

しかし、こうしたデジタル空間は新しい認知を生みはするけれど、脳の記憶や感情の生成など、失われた共通感覚を補完しきれるかというと、やはり難しいと思います。

先日、出版した本のプロモーションで担当編集者と直接、会う機会がありました。その編集者とは3冊の

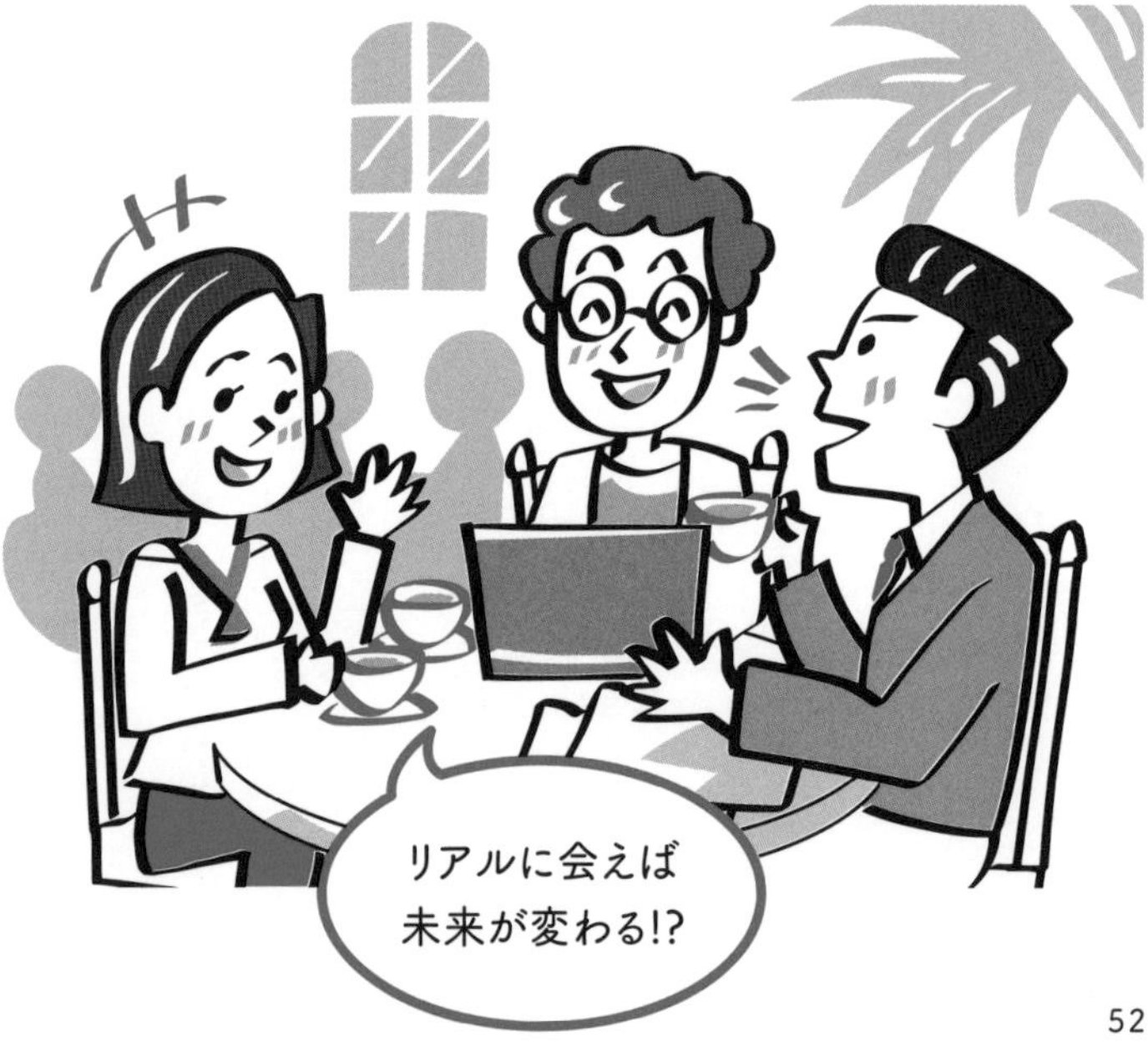

本を一緒につくってきたし、インパクトの強い人なので、私はもう何度も会っている気になっていました。でも、じつは3冊とも、打ち合わせから取材までオンラインで行っていて、実際には「はじめまして」だったのです。

そのときに直接、顔をつきあわせて話をして強く思ったのは、**本の制作過程でこうしてリアルに会っていたら、もっと違った方向性やアイデアを提示できただろう**ということです。その3冊の本はまた少し違ったものになっていただろう、と感じました。

実際に会うか、オンラインで会うか。

たいした違いはないと思うかもしれません。しかし、**未来を変える可能性**は十分にあります。

この先、テレワークやオンラインを駆使した働き方が主流になっていくのでしょう。しかし、だからこそ、**アナログのリアルな時間と空間が価値をもつ**はずですし、そうした場をつくり、人を集められる人のほうがアドバンテージをもつと思います。

「ゲーム脳」の何が問題なのか

コロナ禍でオンライン授業になったり、テレワークになったりして、家にいる時間が長くなり、スマホやタブレットでゲームをする時間が格段に増えた、という人も多いでしょう。

ゲームをするときは、目を凝《こ》らして画面を見て両手を動かしますので、視覚系脳番地と理解系脳番地の一部と手が使われます。そのため、目や手を同時に使うことがめったにない、という人にとってゲームは脳へのいい刺激になるでしょう。

しかし、ゲームへの過度な依存は、その程度のメリットでは補えないほど、脳の成長に悪い影響を与えます。

その理由はおもに、次のような点です。

・ゲーム依存の人では、限定的な脳番地しか使っていないことがほとんど。

・**依存性により、ほかのことをするための脳の活動時間が削られてしまう。**
・**画面と目の距離が近く、眼球が固定されて、動かさない。**
・**猫背で座りっぱなしで、下半身に対する注意が乏しくなる。**
・**体を動かさないため、抗重力筋が弱くなり覇気が乏しくなる。**
・**自己認知が乏しくなり、自分の身体への意識が薄くなる。**

姿勢が悪くなるとか、運動不足・寝不足になるといった悪影響はあえて説明する必要はないでしょう。重要なのは「**限定的な脳番地しか使わない**」ということ、そして、「**依存性がある**」ということです。

ゲームをしているときも、脳は使われています。しかし、使われる場所は極めて限定的です。どれほど、ゲームのつくりが複雑であったとしても、やっていることは「プログラミングされた仕組みを動かす」という単純操作であることに変わりはありません。

目を使ってはいるものの、スマホの場合なら約100平方センチメートルほどの小さな画面と目の距離が近いため、眼球運動はほとんど起こりません。むしろ、ゲーム中は眼球を固定して画面を凝視するため、ゲーム後に、文字や周囲を注視する力が残りません。ゲーム依存になると、**ゲーム中に注視力を使い果たし、ゲームをしていない間は注視力が散漫になるという悪循環**が形成されます。

眼球を動かす筋肉が鍛えられると、自ずと視覚系脳番地の情報処理が進み、運動系脳番地との連携が進むのですが、ゲーム依存による悪循環に陥ることで、眼球を動かす前頭葉の視覚系脳番地の強化は望めません。

もちろん、座りっぱなしで体を動かさないので、運動系番地への刺激はほとんどなし。8つの脳番地すべてをある程度使いこなしてないと、脳の働きは弱まります。

騙されている「ゲーム脳」

ゲームばかりしているとゲームをしていない時間も脳と行動が支配され、間違いなく脳番地の成長が阻害されます。加えて、ゲームは視覚系ワーキングメモリを著しく使うので、脳の一部しか使われなくとも、実感として脳疲労を感じやすくなります。

本来、使っていない大部分の脳番地は脳疲労を起こしていないのに、脳の一部が激しく使われると、**疲労実感と実際の脳疲労との間に大きなズレが生まれます。**すなわち、ゲーム依存の人は、自分の脳に騙《だま》されやすいということ。ゲームに勝っても自分の脳に負けるという滑稽《こっけい》な現象が起こるのです。

また、ゲームは基本的にパターン化されています。前頭葉を使った判断機能もパターン化して慣れてしまうため、あまり使われなくなります。情報量が多いように見えて、**脳の処理機能にとってはそれほど新鮮な刺激ではありません。**

ゲームの内容にもよりますが、「ゲームをやりたい！　やりたい！」と興奮しているのに、新鮮な情報の刺激はなく、情報を集めているというよりも、コントローラーボタンを押して情報を処理しているだけなのです。

情報操作をしているのに脳の成長が限定的で、むしろ、ゲームで使わない脳番地

に成長させない抑制をかけている。それがゲーム依存なのです。

ここまで読んで、「やっぱり、子どものゲームもほどほどにさせないと」と思ったかもしれませんが、これはゲームに限りません。電車の中、食事をしながら、歩きながらなど、**片時もスマホを手放せない人**がいます。こうした人も**ゲーム依存と同じ状態**です。ＳＮＳを見続け、ネットの世界を放浪してばかりいると、脳の覚醒は確実に落ちます。

ゲームがやめられない理由

ゲームの大きな問題は、**依存性が高く、やめることができなくなる**という点です。どれほど言っても、子どもがゲームをやめないと悩んでいる親御さんは多いと思います。また、そう言っている親のほうも、寝る前のスマホ依存がやめられず、気づくと数時間……という人もいるのではないでしょうか。実際に、「ゲームにハマりだしてから、時間が短く感じる」と訴える人がいます。

「卵が先かにわとりが先か」の議論になりますが、じつは、**ゲームやスマホを手にとりたくなるのは、脳の働きが低下しているから**です。

脳の活性が落ちているためにゲームやスマホを手にしたくなり、やめられなくなって脳がさらに活性を落とすという負のスパイラルに陥っているのです。夜中にポテトチップスやナッツを食べ始めて、気がつくと袋が空っぽという経験はありませんか？　そのときと脳の状態は同じ。

脳の働きが落ちているのに、どうしてやめられないのかというと、脳は一度、報酬を与えられるとそれを記憶して、パターン化する特徴があるからです。

脳が完全に眠っていれば、記憶した報酬欲求が目覚めることはありません。しかし、日中でも夜間でも、目が開いているとき、人は自分の脳が働かず何もしないでいることに苦痛を覚えるのです。つまらない学校の授業をじっと聞いていたことがある人は、そのときの苦痛を思い出してみてください。「早く終わらないかな」「もう教室から出たい」という気持ちになります。

こうした苦痛こそ、私たちが、スマホやゲームに手を伸ばしてしまう大きな動機なのです。起きているときは、誰しも**脳が働かない苦痛から解放されたいのです。**

脳は、楽しいときに、活発に働いています。脳は「楽しい」を感じると、それを繰り返そうという性質があります。ゲームの楽しさ、あるいは、SNSや動画サイトで次々に繰り出される情報の楽しさを求め、習慣化してしまうのです。

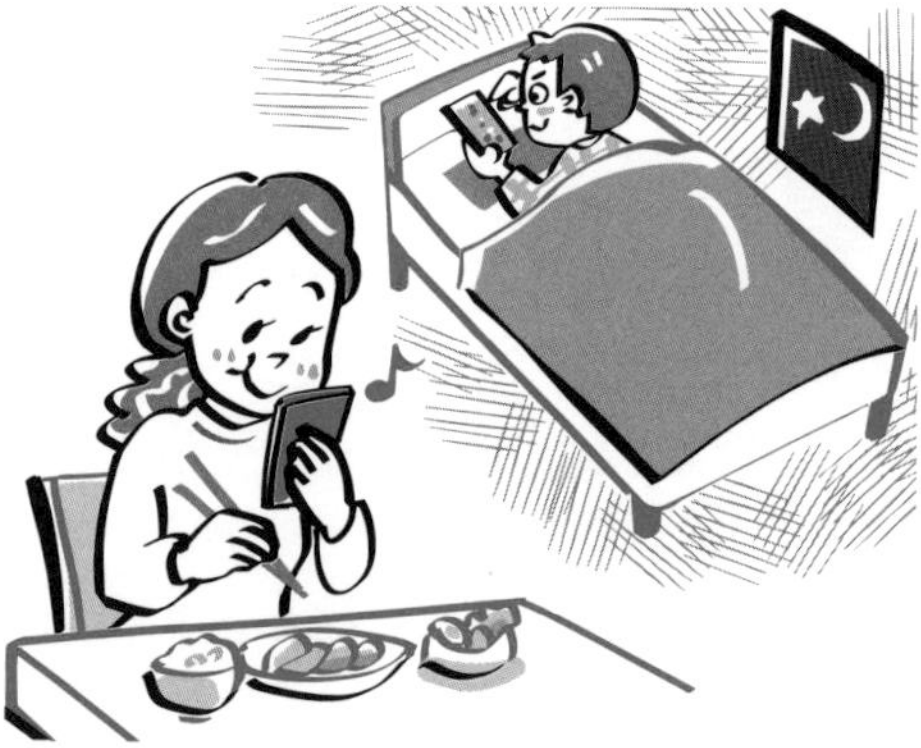

しかも、脳は一度パターン化すると、そのサイクルを止めにくくなります。序章で山中にできた小道にたとえましたが、パターンを繰り返せば繰り返すほど脳は楽になっていくので、そのループから逃れるのが難しくなるのです。

もちろん、繰り返し経験をすることは脳の成長につながる面もあります。しかし、

ゲームは繰り返しても、さほど脳を成長させません。成長するのはせいぜい、ゲームをクリアするうえでのスキルだけ。

ゲームやスマホによって、ほかの日常生活の時間が削られ、**本来、脳を育てるために使うべき活動時間が極端に減ってしまう。**それが問題なのです。

「**読書**だって手元の本を見て、体を動かしていない。どうして、スマホやゲームばかりが悪者になるんだ?」と言う人がいるかもしれません。しかし、スマホと読書では、脳の中の活性はまるで異なります。

本を読み、言葉の意味や文章の内容を理解しようとするとき、**理解系脳番地**が刺激されます。本の内容を理解して考えをまとめようとすれば、**理解系と思考系との連携**が強まります。文章を脳の中で音として流しながら読み進めるタイプの人は**聴覚系脳番地**を使っています。

また、長編ファンタジーなどを読んでいて、いったん、本を読むのを中断しなくてはならない、ということはあるでしょう。本から離れている間も、

「絶体絶命のピンチをどうやって切り抜けるのだろう?」

「なぜ、敵だと思っていたあのキャラは主人公を助けたんだ?」

そんなことを考えていると、**右脳の理解系脳番地**が働きますし、**記憶系脳番地**も強化されます。「本を読む」という行為は、文字の情報をインプットし、想像力を働かせ、記憶し考えるなど、さまざまな脳番地が使われるのです。

そして、ゲームと読書のもっとも大きな違いは依存という点でしょう。

「活字中毒」という言葉もありますし、「続きが気になって本を読むのをやめられない!」ということもあるでしょう。しかし、連日連夜、寝食を忘れるほどに本を読み続け、学校や仕事に行けなくなったという話はあまり聞きません。

ゲームを一切するなとは言いません。しかし、**ゲームをしない時間を意図的につくり、違う脳のネットワークを使う**ことを意識すべきです。つまり、スマホやゲームをしない時間を積極的にコントロールする必要があるのです。


ゲームをやめられず不登校になり、食事の時間すら惜しみ、ゲームをとりあげようとすると烈火の如く怒り暴れる小学生。

頑張って勉強して難関大学に入ったのに、ゲームにハマって留年してしまった大学生。

私のクリニックには、ゲーム依存に悩んで来院する人は少なくありません。彼/彼女たちの脳を見るたびに、**脳の成長への影響の大きさ**を感じます。

「ゲーム脳」が記憶力低下につながる!?

ゲームやスマホの悪影響について、これはまだ、私自身の中にある仮説に過ぎませんが、「**ネット社会では人としての経験値が上がらない**」のではないかと考えています。

どれだけ、映像の技術が発達しゲームに〝リアル感〟があったとしても、それは、エピソード記憶にならないのではないか、ということです。

長期記憶には「**単純記憶**」と「**エピソード記憶**」があります。単純記憶はいわゆる暗記です。九九や円周率など、何度も聞いたりして覚えたものを指します。一方、「エピソード記憶」は経験や出来事に基づいた記憶のことで、そのときの**感情も一緒に記憶としてとどまります。**

記憶は記憶系脳番地が司っていて、その中心となっているのが「**海馬**」です。私たちがインプットした情報はとりあえずすべて、海馬のもとに運ばれます。それを、エピソード記憶として残すか、あるいは、「いらない情報」としてデリートするか、海馬はその判断を担当しています。

ちなみに、アルツハイマー型認知症はその初期からこの海馬が萎縮します。「昔のことはよく覚えているのに、最近のことを覚えていない」というのは、認知症の代表的な症状の一つですが、海馬が働かないため、エピソード記憶がしっかりと脳にとどまらないからです。

人間が活動しているとき、海馬はとりあえず、その瞬間を記憶として刻む仕組みをもっています。ゲームをしているとき、その瞬間、楽しみや興奮はあるでしょう。感情系脳番地も刺激されて、「ゲームをした」「楽しかった」「ヤバかった」という〝**感**

覚〟は残るのだと思います。しかし、付随する状況を含めた「**経験**」**になっていないのではないか？**というのが、私の仮説です。

ここから危惧されるのは、**ゲーム依存状態になった子は早期に記憶力の低下が起こる**のではないかということです。

たとえば、医学生時代に、「タバコが肺がんを引き起こし、1日の本数かける喫煙年数が400を超えると危険だ」と習いました。同じように、1日のゲーム時間とその年数が多くなればなるほど、認知機能の低下リスクが高くなるのではないかと考えています。

ゲームの経験は海馬への刺激とならず、さらに、ゲームによって睡眠不足になれば、海馬にダメージを与えます（睡眠時間の長さが記憶力に影響を与えます）。認知機能がどんどん〝弱まる〟だけでなく、たとえば50歳以降での認知機能の低下がどんどん〝早まる〟のではないか。

現在、脳の衰えに極端な個人差が出るのは、定年後の60代後半です。これが遠くない将来、50代さらに40代が認知機能低下の分岐点になるのではないかと考えています。

現在の75歳以上の後期高齢者は、昭和のノンデジタルの時代に現役生活を送った世代です。**我々はまだ、AI社会を生き抜いた人が高齢になった世界を知りません。**どれだけの認知能力が残るのか、どれだけ高次脳機能が衰えるのか、それは人類にとって未知の世界なのです。

広がる脳格差を防ぐには？

これから先、いくつになっても脳を健康に使いこなせる人とそうではない人の格差は、どんどん広がるはずです。

もちろん、科学技術の進歩を拒否して、誰もが不便な生活をすればいいという話をしたいわけではありません。

テクノロジーを活用しつつ、「動く」ことを意識する必要がある、ということです。

一次産業では生産性を上げるためにAIなどの技術が導入されています。ドローンを使って農薬を散布したり、葉っぱの色を画像解析して収穫量を予測したり。ロボットを導入して大規模な「野菜工場」もできているそうです。漁業だって、魚群探知機など科学技術を使って効率のいい漁が行われるようになっています。

しかし同時に、一次産業従事者は人間が制御できない「自然」と向き合い、体を動かしています。こうした人たちは、脳を成長させられる環境にあります。

一方で、**パソコンの画面に向かって、物理的に動かない人は危険です。**

デジタルに曝露《ばくろ》される時代、最新の情報にいち早くアクセスできることがすごい利益を生み出すことにつながるのかもしれません。しかし、それは**脳を犠牲にする生き方**です。運動系に歪みが起こり、**脳の寿命は長くもちません。**脳の劣化を早めてしまいます。

たとえるなら、幼少期からスポーツエリートとして活躍し、肩を酷使した野球選手のようなものです。うまくしてプロ野球選手になり、何億円もの年俸を手にしたとしても、現役でいられる時間はわずかです。

「コロナでテレワークになって、運動不足になってしまった」
「なんとなく、心も体もスッキリしない」
「前よりも落ち込みやすくなった、イライラしやすくなった」

この3年でそんな変化を実感している人も少なくないでしょうが、それがまさに**体からのSOS**です。いわば、「気づいた人」です。

運動系の衰えは結果として**「脳格差」**として現れます。

それに気づき、危機感を覚えたのであれば大丈夫です。生理学的な脳の仕組みはデジタル時代に適応することはできないけれど、意思をもって動くことでアダプテーションすることはできます。

脳は日々、変化し、死ぬまで成長します。まずは、体を動かしていきましょう。

運動系脳番地が働くことで、脳番地全体が動きだします。頭を働かせるには、肉体にアプローチするしかありません。行動が脳を変え、脳が行動を変えていきます。

第2章

AI社会で失われる自己感情

コミュニティの喪失と感情系脳番地の衰え

・人との間にある一定程度の距離感を保ち、相手の感情には立ち入らない。
・相手の存在をリスペクトしすぎて、畏れながらコミュニケーションをとる。
・自分の感情をあらわにせず、相手の感情にも触れないように気をつかう。

そんな、**「感情」という名のパンドラの箱**を一度も開けることなく育っている人が増えているように思います。

昭和の初めごろ、私の親の世代などは、結婚式のときに初めて相手の顔を見た、なんてことが珍しくありませんでした。（それがいいか悪いかは別にして）相手の感情がわからなくても、人間は一緒に住んだり、結婚したり、性的関係をもったりすることはできるものです。

生活をともにしながら、徐々に「感情」という名のパンドラの箱を開けていったのだと思いますが、今ではありえないことでしょう。共同生活能力が非常に落ちていて、それは未婚率の上昇や少子化とも無関係ではないように思います。

核家族社会といわれて久しいですが、田舎のムラ社会の濃密な人間関係は疎まれる傾向にあります。都会では親戚はもはや他人。せいぜい、やりとりをするのは親や兄弟姉妹ぐらい。一つ屋根の下に暮らしながらも、様子をうかがいながら過ごしているといった家庭もあるでしょう。家族も含め、**コミュニティがとても脆弱《ぜいじゃく》になっている**ように感じます。

また、会社も終身雇用ではなくなり、上司が生意気な部下の成長を見守る、なんてことはなく、部下のほうも「自分のほうがITスキルは高い」と自負したりして、上下関係が成立しなくなっています。

多様性が叫ばれ、個人の特性を尊重する傾向は強まっていくでしょう。それ自体は否定すべきことではありません。そもそも、脳は極めて個性的で多様なものです。

しかし、いきすぎた個人主義の果てにコミュニティが弱体化していくことへの危機感があります。それは何かというと、感情を育てたり矯正したりする機会の喪失――**感情系脳番地の衰え**です。

成長が遅い感情系脳番地

感情系脳番地は衰えにくく、老化が遅く、**いくつになっても成長する**ことがわかっています。

また、感情系脳番地は記憶系と思考系と強い連携があります。すごく**楽しかった**こと、とてもいやだったことが**記憶に残りやすい**のはそのため。気持ちがたかぶった**興奮状態のときや、不安にさいなまれているときに、適切な選択ができない**のも、感情系と思考系がつながっているからです。

感情系脳番地も運動系と同様、〝経験〟によって成長します。たくさんの人と接することによって、「あの人はこうだ」「自分はこうだ」と、**自己認知を高めていきます**。そして、さまざまな感情をもった人との出会いによって、複雑で多様な感情があることを学びます。

他者とのかかわりの中で相手の感情に触れながら、一方で自己感情が研ぎ澄まされ、成長していくのです。また、感情系が刺激されると、記憶系や思考系も連動し、脳全体が活性化していきます。

ただ、感情系脳番地はとても成長が遅い、という残念な特徴があります。

感情を育む機会が失われているということは、感情系脳番地が育ちにくい、劣化しやすい、ということでもあるのです。

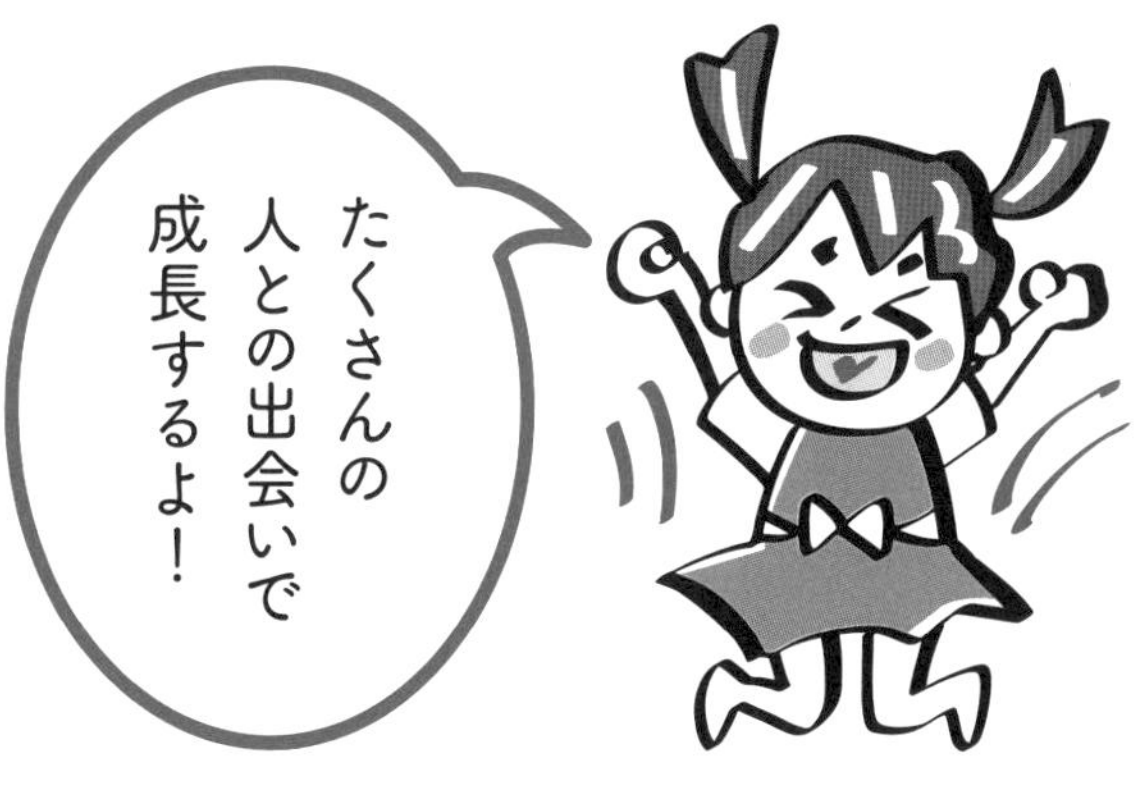

感情系脳番地の左右格差

とくに顕著になっているのが、左脳の感情系脳番地の衰えです。**右脳の感情系脳番地が、他者感情に関係して**いるのに対して、**左脳の感情系脳番地は、自己感情の生成に深く関係して**います。

感情系脳番地に限らず、同じ脳番地でも**右脳と左脳では働きが異なります。**ざっくりというと、**右脳は映像系の処理を、左脳は言語系の処理を**行っています。

右脳は非言語の情報をいろいろな要素から直感的に取り入れて処理する働きがありますから、環境に対して非常に適応しやすく、情報をすみやかに処理することができます。

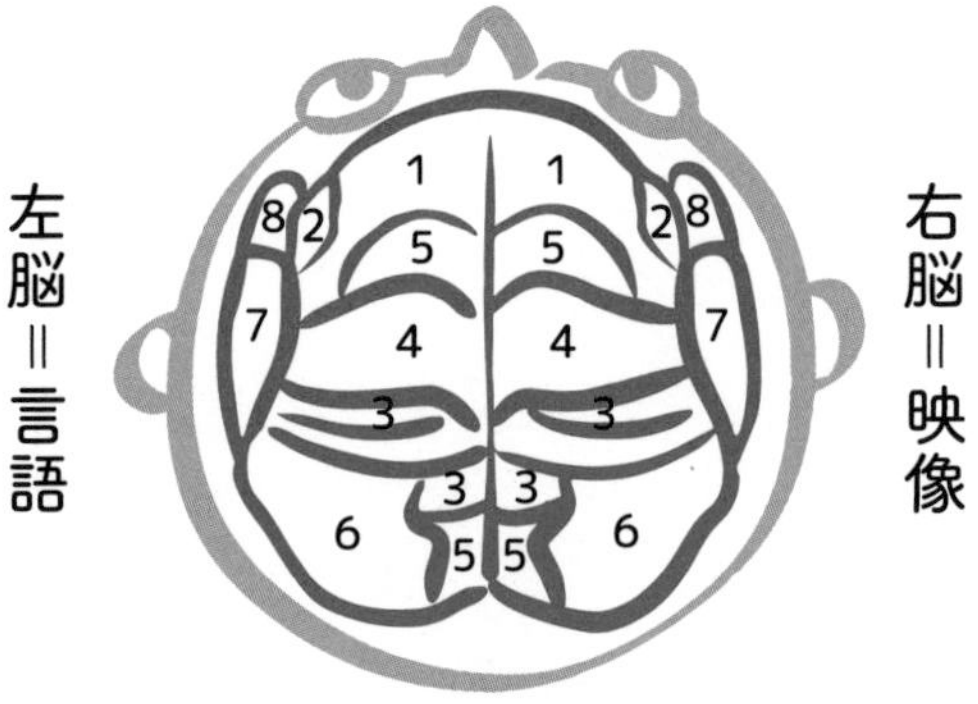

対して左脳は、言語化された情報――いわばデジタル化された情報を処理する脳です。8つの脳番地それぞれの右脳と左脳の働きは、次のようになっています。

1. **思考系脳番地：思考、判断、自発的行動のきっかけ**
右脳＝図形や映像などの感想
左脳＝具体的な答えを言語化

2. **伝達系脳番地：コミュニケーション、言葉**
右脳＝非言語コミュニケーション
左脳＝言語コミュニケーション

3. **感情系脳番地：喜怒哀楽、感情表現、社会性**
右脳＝他者感情やその場の雰囲気をキャッチ
左脳＝自己感情を生成

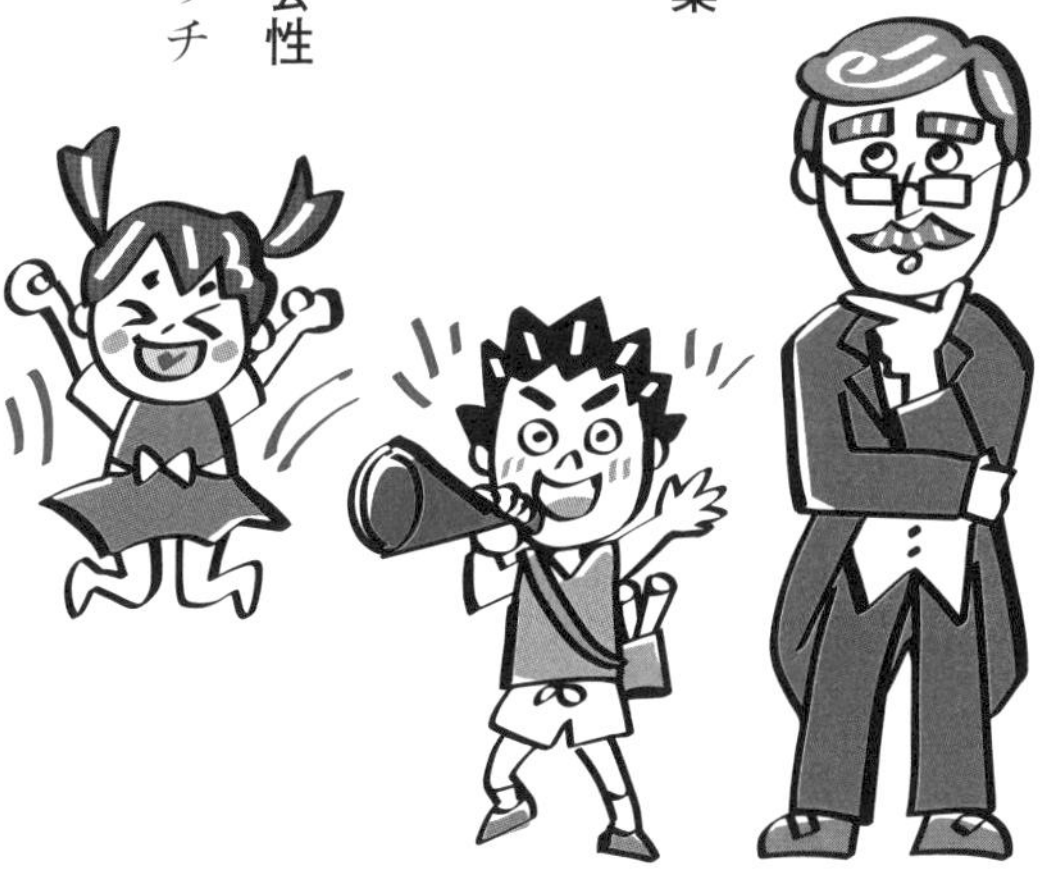

4. **運動系脳番地：体を動かすこと全般**

右脳＝身体の左側をコントロール

左脳＝身体の右側をコントロール

5. **視覚系脳番地：目で見たことを集積**

右脳＝文字情報を集積

左脳＝画像や映像、動くものの情報を集積

6. **理解系脳番地：情報の理解・応用・見通し**

右脳＝図形や映像、空間などの非言語情報の処理

左脳＝文字や話し言葉などの言語情報の処理

7. **聴覚系脳番地：耳で聞いたことを集積**

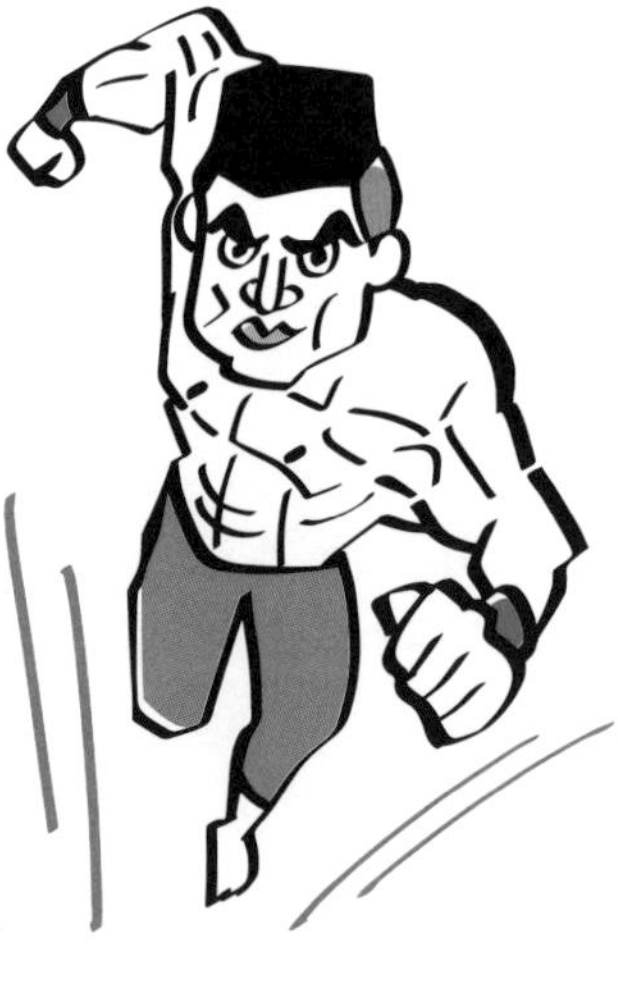

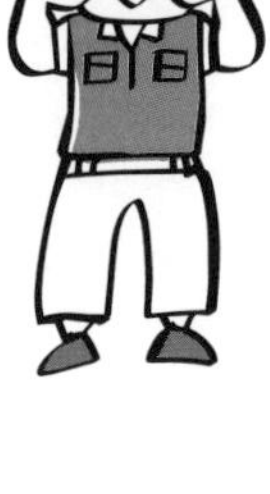

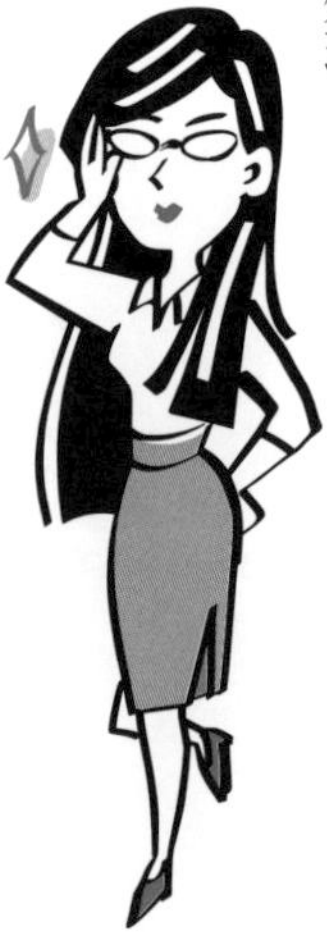

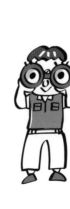

右脳＝周囲の音やメロディを集積
左脳＝言葉や歌詞を集積

8. 記憶系脳番地：情報の蓄積、情報の活用、思い出す

右脳＝映像記憶
左脳＝言語記憶

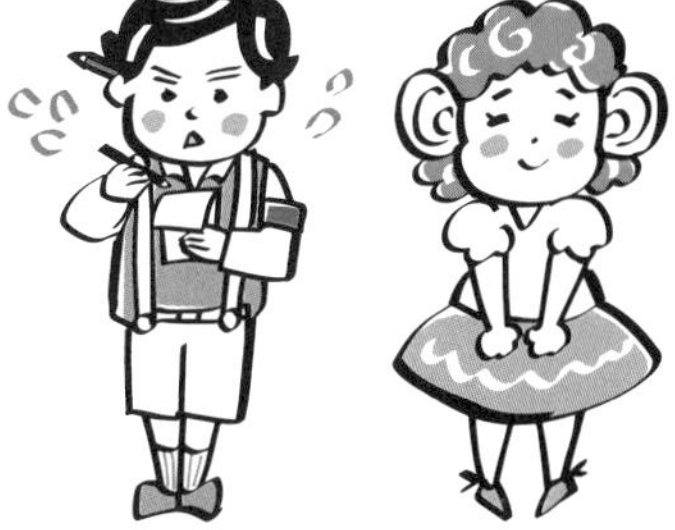

感情系の左右差の話に戻りましょう。
左脳の感情系脳番地は「自分は○○だ」と言語化できる感情をつくり、自己感情を具体的な行動へとつなげていく役割をしています。
一方、**右脳の感情系脳番地**は、言葉ではなく、**声や表情、ジェスチャーなど漠然とした情報から感情を受け取ります。**10年ほど前によく言われた「空気を読む」というのは、この右脳感情系脳番地と視覚系脳番地の働きが関係しています。
右脳で生じたぼんやりした気持ちは、左脳を介して言語化されます。左脳によっ

て、「これはこういうことだ」と自分の言葉に変換されてはじめて、**「私の感情」**が確認できるのです。

興味深いことに、これだけ言語化された情報があふれている世の中にもかかわらず、今、**左脳の感情系脳番地が発達していない人が増えています。**

ほとんどの人が右脳の感情系脳番地、つまり**周囲の空気を察する脳だけが少し発達していて、自己感情を生む左脳の感情系が育っていません。**デジタル化の中で、左脳の感情系の成長が置いてきぼりになっているのです。

左脳感情が置いてきぼりになる理由

左脳感情も右脳感情もバランスよく成長している人は、周囲に気を配りながらも自分自身のことも尊重でき、自らの意思で行動することができます。一方、**左脳感情が弱い人は、「私の感情」が生まれません。**当然、「楽しい！」「嬉《うれ》しい！」と思えることが少なくなり、「なんとなく」さまざまなことを受け入れたり、行動をしたりしてしまいます。たとえ、「楽しい」という気持ちが芽生えたとしても、**他者感情に同調しているにすぎない場合が多くなります**。その結果、一見、能動的な選択でもそこに自主性はなく、**自分の人生がどこか他人事になってしまう**のです。

また、周りのことを気にしすぎて、自分が出せなくなることもあります。右脳感情と左脳感情の差が大きくなると、**周囲に対し過剰なまでに気を取られ、それがストレスとなって蓄積**します。

右脳——他人の感情を察知する共感力が高いので、職場や学校でも周りの意見を尊重し、気配りができる「**いい人**」が、じつは自己感情がないがゆえに、他人に合わせているだけ、ということもあります。

- 人からどう見られているか気になって仕方がない。
- 「どうしたい？」と聞かれるのが苦手。
- 自分から、「やりたい！」「やろう！」と動くことがほとんどない。

・自分に自信がなく、小さなことでも不安を覚える。
・とくに楽しみもなく、表情が乏しい。

こうしたことに心当たりはありませんか？

このタイプは、多かれ少なかれ、自分のことがよくわからなくなります。私のクリニックにも、「**何をしたらいいかわからない**」という30歳を超えた方が相談にやってきます。

いわば、「自己感情」にぽっかり穴が開いている状態。他人の感情に対しては過敏なのに、自己感情が育っていないのです。

あるいは、自己感情の居場所が少なくなっているのかもしれません。「あなたらしさ」は誰もがもっています。「私は別に普通だし」と言う人でも「**あなたらしさ**」はあります。なぜなら、**脳は一人ひとり、すべて違う**からです。

しかし、それが周囲の環境もあって自覚できなかったり、肯定的に受け止められなかったりすることが問題なのです。もともと日本人は謙虚であることを是とする国民性ですが、己を否定すること、認めないことは謙虚でもなんでもありません。**「私は私でいい」という思考が必要**なのだと思います。ただし、家にこもって「自分はこのままでいい」と言っているのは、自分を認めることとは違います。自己感情を自分で受け止めるためには、自分のことを（ある程度）正しく知ることが不可欠だからです。

自己感情が育ちにくいAI社会

「自分のことのことがわからない」――自己認知が弱い人は、ことさら周囲のことを気にしがちです。

・自分がどうしたいより、他人がどう思うのかが優先。
・自分の楽しい！嬉しい！より、相手が不快でないことが大切。

こうした価値基準で生きていると、**自分の利点や長所はとるに足らないものに感**じるようになります。結果、**自己肯定感は低く**なります。

たとえば、優秀といわれる難関大学を卒業し、誰もが知っている会社に就職し、周囲は「すごいわね」「頑張ったね」と素直に褒め称《たた》えているにもかかわらず、

「同級生はみんな、一流企業に入っている」

「5社の内定をもらった人がいるのに、私は2社だけ」

「入社してすぐ、同期はすでに結果を出しているのに」

と、他人と比べ、（失敗ともいえない）過去の失敗に囚《とら》われ、「**どうせ、私なんか**」を繰り返す。これも脳のクセではありますが、自分自身で生きづらくしてしまっていて、とても「もったいないなぁ」と思います。

こうした自尊感情を他人の評価に依存している自覚がある人は、**自分のいいところをノートに書き出したり、自分の感情をしっかり口に出したり**、自分自身に関心をもち、自己感情を育てることが大切です。

しかしなぜ、自己感情が育っていない人が増えているのでしょうか？　それも、**デジタル化と無関係ではない**と考えています。理由は**「リアルな経験・行動」の圧倒的な不足**です。

そもそも、人は生まれもって自分の感情を理解できるわけではありません。子どもはよく、悔しいのか悲しいのか、恥ずかしいのか、よくわからない感情がないまぜになって、よくわからないがゆえに、ただただ泣いてしまう――なんてことがあるものです。

それが成長していく中で、いろいろな人と接し、周りの人の反応を見て感じて、**表現すべき感情なのかセーブすべき感情なのか**、今の自分の気持ちに合った言動を知るようになります。

「この、もやもやしたイヤな気持ちはそう表現するのか（表現していいんだ）」と、**自分の気持ちを理解し整頓する力**が身についていきます。

周囲を見て真似《まね》ることで学び、大人になるに従い、考えて言語化して行動に移す

——これが、成長の遅い感情系脳番地を成長させるのです。

また、子どもの頃から、「自分の気持ちと齟齬《そご》のない行動をとる」ことで、左脳感情が成長します。「脳が発達していないと、気持ちと一致しない行動をとってしまう」一方で、「**気持ちと一致した行動をとることで、脳が発達する**」という、対照的な関係があります。

たとえば、「怒るべきときにちゃんと怒ることができた」という経験は脳を成長させます。しかし、脳が発達していないと、理不尽なことをされたときに、「NO！」と自分の気持ちを伝えることはできません。

また、「あなたも悪かったんじゃないの？」「我慢しなさい」と**感情を出すことを否定**されたら、ふるまいを学ぶ学習の機会がなくなってしまいます。

そして、自分の気持ちを押さえつけられて育つと、自分を出せなくなります。**自分の感情に蓋をするのがクセ**となり、自己感情の成長は鈍化してしまいます。

感情のパンドラを開くきっかけとなるのは、人と接する体験です。そんな経験が積めない社会になっているのです。

「いいね」に潜む認知欲求

左脳感情が弱く、「自己感情」が育たない、自分のことがよくわからない人が増えているためでしょうか。「**承認欲求**」という言葉が注目を集めています。

SNSで映《ば》える写真をあげて「いいね！」を求めるのも、誹謗《ひぼう》中傷ギリギリの自説をふりまわすのも、ともすれば屁理屈にも見えるやり方で論破し悦に入るのも、承認欲求を求める行為だと説明されます。

しかし、私は「承認欲求」ではなく、**むしろ、「認知欲求」ではないか**と思います。褒めてほしいというわけではない。肯定してほしいわけでもない。ただ、ないがしろにはされたくない。

私はここにいる――。

私の存在を知ってほしい、そんな心理が根底にあるように思います。

ＳＮＳにあふれる、イイ話に共感して交わされる「感動しました」「ありがとうございます」の嵐も同じ。**共感を示し、同じ情報空間にいることを表明して、自己認知をしているの**だと思います。「ここにいる自分をわかってほしい」という気持ちが強すぎる裏返しではないでしょうか。

ＳＮＳの勃興には、スマートフォンなどガジェットの普及や通信環境の整備といった背景があるのは間違いありません。ただ、それと同時に「どこかで見てくれている人がいる」ことを確認できる場を求める人が多いからだと思います。

また、ネットに流布するどの言説を支持するのか？　どのＹｏｕＴｕｂｅｒをお気に入りにするのか？　など、ことさらに、自分の立ち位置を表明するのは、何かに属することで、自分を確かめようとしているように見えます。

どこかのグループにコミットするのも、どこかに属することで、**アイデンティティを満たそう**としている行為ではないかと思うのです。

脳が極めて個性的で多様であることを知っている私は、アイデンティティというのは「**この地球に自分が存在している**」ということだけで完結していると考えます。

一方、「自分がわからない」という人は、おそらく、それだけでは不安なのでしょう。アイデンティティそのものを実感しにくく、SNSの中にそれを求めているのでしょう。

しかし、アメリカの調査会社の予測によると、2025年に全世界で生まれるデータは175ゼタバイト（175兆ギガバイト）だそうです。もはや、想像を超えた量の情報が行き交う中、一個人の投稿など**地球上の砂浜の砂一粒程度**の存在だといわれます。

誰に届いているのかもわからない。それでも何かを表明しないではいられない――そんな時代なのだと思います。

ネットの世界で「承認欲求」として語られるのは、「認知欲求」であり、もっといえば「アイデンティティ欲求」なのではないか。

ネット上での暴言や誹謗中傷が問題となりますが、それも自らのアイデンティティティ（だと思い込んでいたもの）が危ぶまれているときの悲鳴ではないか。

荒れるネットの掲示板を見ていると、私には**脳の働きが落ちている叫び**のように感じます。

宗教の脳的意義

アイデンティティを求めて、ネットの世界に生まれる蛸壺《たこつぼ》のような小さなコミュニティ。私にはそれが「**小さな宗教の乱立**」に見えます。

信仰こそがアイデンティティだと思うかもしれませんが、むしろ、**宗教はアイデンティティを喪失させる**ほうに働きます。

私は若いときからさまざまな宗教に興味をもってそれらの脳的意義について分析してきました。信仰をもつということは、対象が天照大神であっても、弘法大師であっても、ゴータマ・シッダールタやキリストでも、先人の言葉を信じる――同調することです。

唯一無二の同じものを信じる集団に属すると、ほかでは感じられない**自己安心感**を抱きます。その瞬間、それこそが自分自身であり、アイデンティティを手にしたと思ってしまう。

宗教は他者感情を自己感情に置き換えるもっとも効果的なツールなのです。

しかし、断言しますが、宗教の中にアイデンティティは存在しません。

宗教そのものは自分が創造したものではありません。あるのは、その宗教を「**選択した**」という事実だけ。宗教を否定するつもりは一切ありませんが、信仰はアイデンティティそのものではなく、自分のアイデンティティを成長させていくための一つの選択肢にすぎません。

一方で、人間の脳は、それぞれ「その人」だけのものです。どんな宗教に入り、どんな教祖に師事しようとも、脳は宗教体験からもフィードバックして自分をつくり上げていきます。

宗教に入ることや、「推し」を設定して誰かを支持することはアイデンティティの確立ではなく、脳刺激の**事例サンプル**にすぎません。

自分の脳の中に、自分だけの基準や信念を打ち立てることがアイデンティティの確立なのです。

あなたの外――周囲にあるすべてのことは、コンテンツの一つにすぎず、あなた自身と同化することはありません。

「いいね」をされて一喜一憂したり、RTをして誰かの意見にのっかったり、フォロワーや登録者が多いというだけでコミットしてみたりする行為に、**自己感情はありません**。自分自身の意思であり判断だと思っているかもしれませんが、それは違います。

SNSという世界で周囲をキョロキョロ見渡しながら、誰かに与《くみ》することで自分自身を見つけた気になったとしても、そこにあなたはいないのです。

かつて、「周囲を観察しながら」というのは、自分と同じリアルな空間にいる人たちを見て、ということでした。しかし、**現在の「周囲」というのは、ネット社会も含まれます**。自分をとりまく物理的空間だけだったのが、現在は「周囲」が無制限に広がってしまった。自分を支持してくれる人、ネットからつくりだされる情報までもが、自分の周りになった。**これは極めて大きな変化です。**

自分という実感がないまま、多くの人が「自分はこのままでいい」のか、「ほかの人のアイデンティティに与することで安心しようか」、さまよっています。

アイデンティティ欲求——自分自身がここにいる！ということを確かに感じたいのであれば、**左脳感情を鍛え、「自己感情」を育てる**しか方法はありません。

巨大情報から真実を選び抜く力

インターネット上に流れる膨大な情報には、**ウソと真実が混在**しています。多くの情報を集めないと全体像が見えてきません。

ＡＩ技術によって精巧なフェイクニュースが流通し、安易に情報が拡散されるネット空間では、適切な情報を選択し、適切な判断をすることが求められています。

しかし、多くの人たちは労力をかけることなく、**目についた真偽のわからない情**

報に飛びつき、ひっぱられ、影響されてしまいます。それもまた、**左脳感情の弱体化**――自己感情の弱さにあります。

先ほども指摘したように、私たちの感情は右脳が外界の情報を受け取り、左脳を介することで自己感情が明確になります。が、もともと**左脳が弱ければ、周囲に同一化しやすく、のまれやすく**なります。

また、インプットされる情報が増えると右脳の他者感情のほうが非常に強くなりますし、リアルな人との触れ合いがなくなると左脳の自己感情はどんどん鈍感になります。

つまり、**多くのデジタル情報に曝露**していると、**感情系脳番地の左右の落差は広がりやすく、自己感情はどんどん鈍感に**なっていきやすいということです。

「〇〇さんが言っているから」と声の大きい人の意見に便乗したり、多数派の意見にのっかってみたり。情報があふれる中、どちらにベットするのかの判断は難しくなっています。

誰かに頼るのは楽ですし、効率的です。でも、人の意見に流されること、のっかることが〝クセ〟になると、自分で考え判断する力は失われていきます。

脳を鍛え、体験から知識を習得するためには、ある程度のまれることは必要ですが、周囲にのまれ続けていたら、自分自身を確立することはできません。

なんの疑問も抱かずネット社会に浸っていると、自己感情がまったく育たないということになります。そんな**負のサイクルが確実に生じている**ように思います。

私は「**今起こっていることは、今起こしたんじゃない**」という言葉を座右の銘として、日々、大切にしています。

脳は日々の生活でつくられていきます。その脳が判断して生じた事象は〝今〟起こっているように見える。しかし、脈々と続いてきたその人の生き方が影響しているし、〝今〟何を選ぶかによって未来はいかようにも変わっていく。

あふれる情報の中から何を選択するのか。それが**あなた自身の未来を左右**します。その判断をするのは、自分自身であるべきだと思うのです。

自己防衛としての情報遮断

他方で、「自分の脳を守る」ため、**あえて情報をシャットアウト**する人もいるでしょう。

テレビのニュースを見れば、海の向こうで行われている戦争のこと、悪化する日本経済のこと、劣化する政治の話題などが流れてきます。SNSを開けば、人を嘲《あざけ》り傷つけ合う言葉があいさつのように交わされています。

また、リアルの世界でも、目を塞ぎ、耳を閉じたくなるようなことが身近にあるかもしれません。

そんなネガティブな情報に触れていると、不安に苛《さいな》まれることもあるでしょう。

そんなときは、ある程度、情報から距離を置くべきです。**ニュースを見るのは週に1日**と決めてもいいし、リラックスできる空間――たとえば、**自然豊かな田舎**などへ、自分のいる居場所を変えるのもおすすめです。

しかし、情報の刺激をシャットダウンすることは、イコール、動かないことではありません。なかには、情報を徹底的に排除するため、一切の**外出をやめてしまう**人がいます。いわゆる**引きこもり**の状態です。

引きこもっている人の多くは最初、「**自己防衛**」としてその道を選んだのだと思います。人と会わず、周囲から断絶することで自分を守ろうとしたのでしょう。

そのときの選択が誤りだったとは言いません。しかし、部屋や家から一歩も出ない状態が長く続くのは問題です。

運動系がまったく使われず、視覚系や聴覚系への刺激もなくなります。**脳への情報が一切、断たれてしまう**のです。

すると、今度は脳の劣化が起こり、**外出できなくなってしまいます**。外出しないのではなく、できないのです。これはいわば、二次災害です。

そのまま、1~2か月、あるいは1~2年がたち、「自己防衛のために外に出ない」という古びた正当性だけが残ってしまう。「正当性の残骸」をただ背負っているだけということにも、気づけなくなります。これが引きこもりの大きな問題だと思います。

情報を遮断することと、動かないことは別です。動くことによって、感情系も強くなるということを、どうか覚えておいてください。

鍛えるべきは運動系脳番地と感情系脳番地

右脳優位、左脳劣位で常に周囲の影響を受けすぎてしまう問題があれば、一方で、**右脳感情も左脳感情も両方弱い**人がいます。

こうした人は、時空間から取り除かれた感覚を抱きがちです。外にも内にも無関心。感情に動かされず、**知識だけで自分自身を操作しようとする。**そのため、同じ地球上で**戦争が起きようが、核爆弾が落ちようが、まったく心が動かない。**そんな状態になってしまいます。

じつは、クリニックの外来を通して、**こうした人たちがかなり多い**のではないかと懸念しています。

感情がまったく育たず、淡々と生きている。達観しているといえば聞こえはいいですが、何があって疑問をもたず、自分の感情にも人の感情にも触れない。それによって大きなトラブルが起きないので、さらに深く自分を掘り下げる機会もなく、**感情系全体が弱体化**してしまうのです。

第4章で取り上げますが、感情、あるいは「こころ」というものは、どこか得体のしれないものかもしれません。しかし、**脳の働き、脳の仕組みから、感情は生まれ育まれて**いきます。

もちろん、その逆もあって、脳の働きがうまくいかないために、感情が育まれないこともあります。それは往々にして、「**行動**」**に問題**があるケースがほとんどです。

感情は見えないものですが、そこを鍛えるにはアクティブに体を動かすことが必要です。感情系脳番地は記憶系と思考系とつながりが深いと言いましたが、**運動系とも連動**します。

行動を支えているのは運動系脳番地。**運動系脳番地の後ろに感情系脳番地**があり、その部位は**皮膚感覚**につながっています。肌で感じる「肌感覚」が、運動系と感情系をともに成長させます。

デジタル社会では、生活も心のありようも極端化しやすくなります。

- 自分の手足を使う。
- 物理的に重心を移動させる。

こうした行為が絶対に必要です。

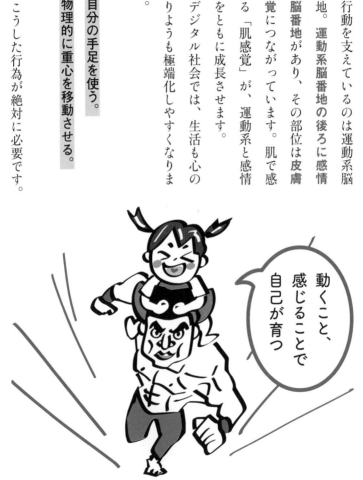

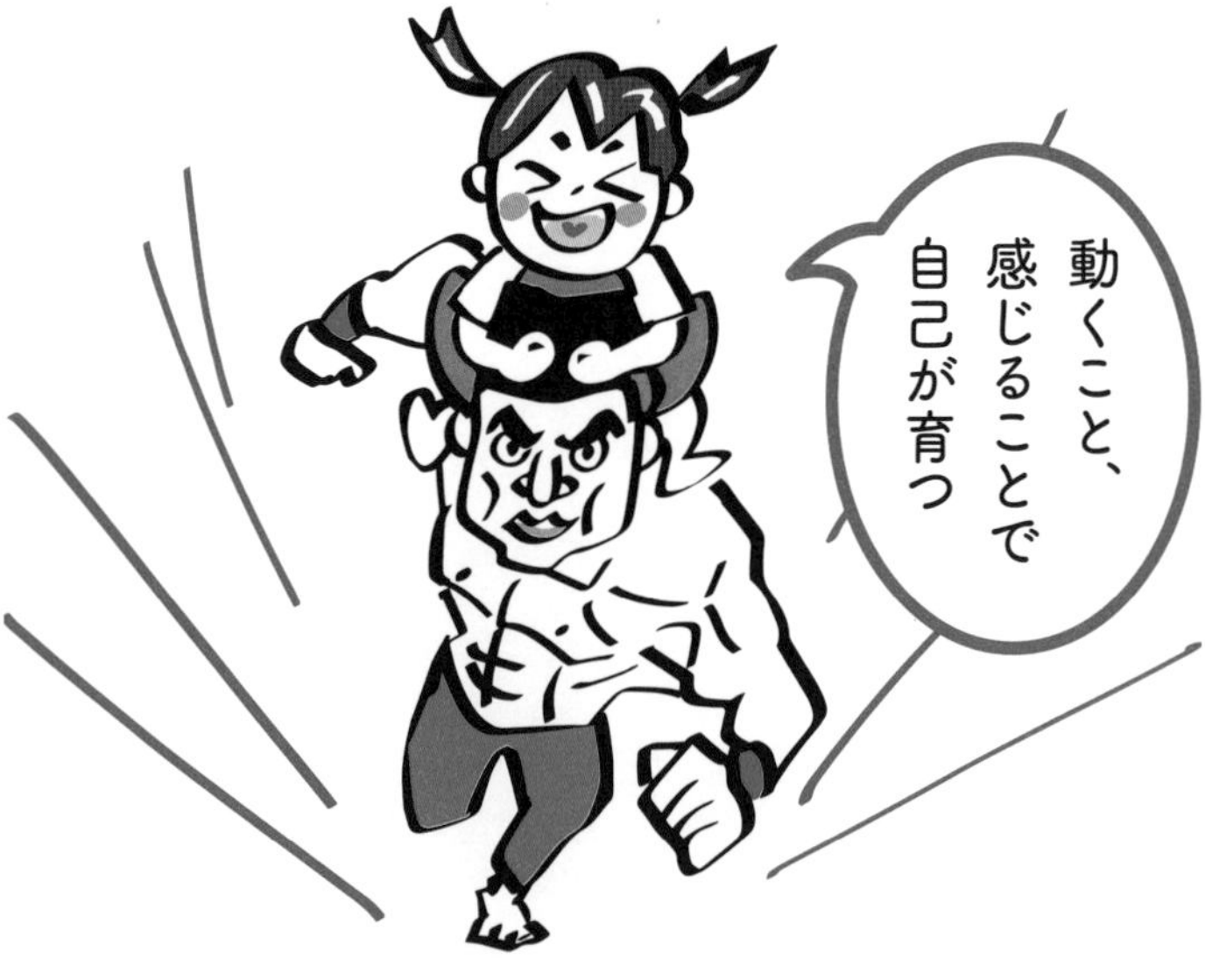

動くことによって、アイデンティティも確立されます。なぜなら、今、ここで行動しているのは自分自身だからです。

私は**生涯においてたくさん動いてきた人が長生きする**と推測しています。動くというのは、ハードなスポーツをする、ということではありません。手足を使い、見て、話して、食べて、嗅いでなど、**五感を使うということです**。劇場に行って演劇や映画を鑑賞する。海や山に行く。自らの意思で行った活動すべてが「動く」ということです。

今では、演劇も映画も自宅にいながら見ることができます。一歩も動かず、世界中をバーチャルに旅行することだってできます。ネットショッピングでお取り寄せすれば、日本全国の特産物を自宅のダイニングで口にすることができます。

しかし、それは運動系を刺激する「体験」にはなりません。**リアルな体験に裏づけられてこそ人は**、情報を選別することができ、感情を育むことができるのです。

なかには、自分のアイデンティティをデジタルの中に求め、個を確立しようという人もいるでしょう。

ただ、デジタルの中でアイデンティティが確立できたとしても、生命には連続性があります。5年後、10年後、20年後、時間がたって年老いてきたとき、「やっぱり人間は生物である」ということに気づかされるのではないでしょうか。

生物なのですから、**何万年もかけて自然界と闘う力によって身につけた**、いわば「**アナログ力**」のほうが強いはずだと私は思っています。

人としての強さ＝脳の強さは、デジタルの世界だけでは生み出せません。

・脳にとって何が大事なのか。
・脳を衰えさせないためにどうしたらいいのか。

その仕組みを知り、選択した人が強くなっていける。ある意味、野性的に生きていける人が、デジタル社会をサバイブする脳をもつことができるのです。

第3章

パターン化した大人脳もまだまだ成長できる

――世代別特徴

脳格差の裏にある行動格差

デジタル社会が進んでいくと、なんでもワンクリック、家の中でソファに寝転びながら、ビジネスもショッピングもコミュニケーションもすべて完結する、みたいな世界がいずれ訪れるのだと思います。

便利で効率的な環境が極まれば、「なんでもできる」という万能感すら抱くかもしれません。

しかし、叶《かな》わないことも確実にあります。何度も言いますが、**私たちは人工物ではなく、あくまでも生物です。**植物に水も光も与えなければ光合成できずに枯れてしまいます。生物として不可欠な要素を、きちんとコントロールしていかないとサステナブルではいられないのです。

「人間は生き物である」ということを自覚する。その上で、日々の生活の中に**「生き物」として欠くことのできない行為を組み込む。**

そんな意識をもって行動を変えられるかどうかが、「からだ」と「こころ」──つまり、生き方を左右します。

もっと言えば、**自分が鍛えるべき脳番地を知っているか**どうかで、**将来が変わる**のです。

脳の特性に無自覚に過ごしていたら、**脳の劣化を止めること**はできません。

今、最高のコンディションだったとしても、外に一歩も出ず、太陽の光を浴びない生活を続けていれば間違いなくその影響は現れます。

逆に今、働きが衰えていたとしても、**体を動かし、新しいことにもチャレンジ**していけば、脳も活性化していきます。

ゆるやかに劣化していくのも、成長するのも脳の仕組みであり、**脳の性質**です。変わり続けていく脳だから、おのずと脳格差を生み出します。

脳の成長は年代によっても異なります。私自身、過去を振り返り反省するところはたくさんありますが、脳と体の成長に合わせて自分の脳をサステナブルに成長させていく仕組みを理解しておくことは重要です。

本章では、世代ごとの脳の成長・特徴をまとめながら、**脳格差が生じるポイント**を見ていきます。それを理解すると、今の自分が何をすべきかが、見えてくるはずです。

【学童期前半まで】リアルな〝体験〟で育てるアナログ脳

生後から3歳くらいまでは、**運動系脳番地を軸に肌感覚を通じて視覚系、聴覚系が発達**。「体を動かしながら情報が脳に集まる」という脳のベースとなる仕組みが急速にできあがっていきます。いろいろなものを見て、触って、聞いて脳が成長していくのです。

その後、ゆっくりと思考系や伝達系がある前頭前野が成長します。

小学校低学年くらいまでの子どもが、**わけもわからず泣いたり、叫んだり**することがあるのは、まだ思考系や伝達系の脳番地など**脳全体が未成熟**だからです。その結果、**アウトプットとして感情だけが前面に出る**ためです。

この時期は言葉が体験を上回ることがありません。しかし、言語化できないにしても、成長過程でのさまざまな経験が脳を覚醒させます。

おそらく、生まれてすぐの赤ちゃんは「この世に生まれてよかった」という感覚をもっていません。自らの「生」を実感するのは、経験を重ねて脳が記憶を蓄積してからです。

しかし、その前段階――**学童期前半の幅広い経験が、脳の潜在的な強さをつくる**のではないかと思っています。

この時期に極めて重要なのが、「アナログ脳」を育てておくことです。この年代のうちに**たくさん動き、たくさん笑い、意欲的になれることにたくさん接すること**が脳の成長に大きな影響を与えます。

東京大学に合格した人にアンケートをとると、やはり、小さい頃からたくさん習い事をしていた人が多いそうです。

誤解していただきたくないのですが、別に「子どもに習い事をさせろ」と言っているのではありません。**リアルな「経験」が大切だ**、ということです。

私自身思い起こすと、習い事に通った記憶はありませんが、故郷の新潟で**砂丘や野山を駆け回り**、幼いながらに**生物学的な実験**をやってみたり、祖父と漁に出て何度も危険な思いをしたりしていました。おそらく祖父には危険ではない範疇《はんちゅう》だったのでしょうが、思い返すとぞっとすることが両手に収まらないほどあります。今、健康に生きていることが不思議なのですが、生命に危険が及ばない範囲内で、**本能を刺激されるようなこと**が幼少期には必要です。

脳貯金で「動ける体」をつくる脳

プログラミング学習が小中学校で必修化された影響もあり、子どもたちの習い事として、プログラミングが人気だといいます。

たしかに一つの「経験」にはなるでしょう。しかし、必修化の理由である「子どもの頃からITスキルを養わなければ勝ち残れない」という文部科学省の指摘には疑問があります。

幼少期にデジタルに深く触れたからといって、将来、デジタルの世界で成功するとは限りません。私はむしろ**デジタルと真逆のことをして脳を強化する**ことで、**デジタルを自在に扱える**人間になると確信しています。

私は20歳くらいから占いに凝って、自分で自分のホロスコープ占いをしたことがありました。その占いでは「**将来、最先端の科学技術に秀でる運がある**」という結果が出ました。

当時は、まったくの機械オンチだったし、テクノロジー自体に興味がないので、自己流の西洋占星術ではなく、本物の東洋占星術師に占ってもらいに行きました。するとやはり同じような結果でした。

当時は、同じような結果が複数出ても信用できず、「占いは当たらないものだな」と思っていましたが、人を占うことにも興味が出て、大学の文化祭で占いの館を開いたりもしました。このときは長蛇の列ができて捌き切れないほどの大盛況でした。ただ、生年月日となぜその人の運勢が連動するのかいまだ謎のままです。

医者になって30年以上が過ぎてみると、**磁気を利用したMRI**をはじめ、最先端の医療機器に触れることになり、まったく無知だったのに、**光技術を利用したfNIRS**など、**その分野の最先端の発見と発明に携わる**までになりました。

必要なのは、どんな便利な、どんな複雑なツールが誕生しようと、それを**柔軟に使いこなせる感性とアナログな脳**をもつことでしょう。

便利で快適なデジタル化・IT化に曝露しすぎると、人は動かなくなり、結果、脳は衰えていきます。だからこそ、小学生の間に体を動かして、**将来的に〝動ける〟体をつくっておくべき**です。アナログな能力を強化して、将来にわたる〝ため〟をつくっておく。

AI技術の発展に伴いデジタル社会がこの先、さらに前進するのは間違いありません。そのときに備え、**基礎体力をプール**しておく――いわば「**脳貯金**」をしておくことのほうが、デジタルの早期教育よりよほど未来をつくるはずです。

人とのつながりでふれあいの型を知る

かつては、お盆や正月になると、親戚一同が集まったものです。久しぶりに会ういとこと遊んだり、おじさんやおばさんと交流をしたり。**普段の生活にはないコミュニケーション**はイベント感もあり、思い出に残っている人も多いでしょう。しかし、今は核家族化も進み、そうした機会が失われています。

「家系」「家」というものが、とても頼りないものになっているのは間違いありません。

日本的な家系＝家父長制度は、あらゆる場面でとくに女性が犠牲になることで成り立っていましたから、それ自体をよしとするわけではありません。しかし、こうした**親族のつながりによって得られた経験は意味のあるもの**だったと思います。

友達とも違う同世代のいとこや自分の親とも違う大人と接することは、人とかかわる練習になりました。感情系脳番地は、他者とのふれあいが刺激となり、**他者の**

感情の動きを見て、「ふるまい」の型を学んでいきます。

親戚づきあいなど、多様な人と接する機会が少なくなるということは、こうした学びの場が減っているということでもあります。

今にはじまったことではありませんが、アメリカ的な個人主義がより強まっています。その流れは止められないでしょう。しかし、伝統や人とのつながりを大事にする気持ちを失ってはいけません。もはや、偶然の出会いを期待できる時代ではありませんので、**意識的に人との信頼関係を築く場を子どもたち**につくってあげることは大切だと思います。

【思春期】「好きなこと」をやる

小学校高学年から高校を卒業するくらいまでのいわゆる「思春期」に入ると、独自の脳の発達が進み、少しずつ脳に**個性的な特徴**が形成されはじめます。さまざまな経験を通じて、**よく使う脳番地と使われていない脳番地との差**が生じはじめるからです。

スポーツに打ち込めば、運動系脳番地とそれに連携する脳番地が発達しますし、音楽に夢中になれば聴覚系が刺激され、理解系や記憶系とのつながりが強化されます。

脳は褒められるのが大好きです。成果を上げて「すごいね」「よく頑張ったね」と称賛されれば自信になりますし、**楽しくなって積極的に取り組むようになり、さらにその領域が発達**します。

一方で**苦手なジャンル**については、評価を得られなかったり、否定されたりして、やる気が起こらず身も入らないので、**その領域の成長は鈍化**します。

脳の成長にアンバランスが生じて、それが個性となるのです。

またもう一つ、**10代の脳はインプットされた情報の処理があまりうまくできない**、という特徴があります。まだ、神経細胞ネットワークが完成していないのです。

思春期には、その場の感情に流されたり、自分なりに納得したことや好きなことだけしかしなかったり、感情のコントロールがうまくいかず、ときに爆発したりすることがあります。

いわゆる**「反抗期」**はこうした**脳の成長過程の発露**でもあるのです。

思春期も後半になると、脳の前頭葉、特に**思考系脳番地**が強くなっていきます。**思考系脳番地が運動系や視覚系、聴覚系の脳番地と強く結びついて働く**ためには、「見たいから見る」「聞きたいから聞く」「行動したいから動く」という**ポジティブな動機**が必要です。

本人の気が進まないまま、「仕方がない」とやったことに対しては、脳も受け身になります。他方、「〜したい！」と思って取り組むと、脳への刺激が明確な意思となって伝わり、効果的に鍛えることができます。

好きなこと、楽しいことをやるのが大好きなのが脳。**「〜したい！」という意欲は脳にとっての最高のエネルギー**になります。

主体的に自らの意思に突き動かされて積極的にチャレンジしていくことで、この時期、伸び盛りの思考系脳番地の**成長は加速**されていくのです。

心も体も伸び盛りのこの時期に、**自分の欲望が叶えられること**はとても大きな意味をもちます。自分の「やりたい！」を否定されず、抑圧されずに実現できることは（仮に、そのチャレンジが失敗したとしても）**自己肯定感**を育みます。

逆に、主体的に動くことが少なく、周りの言うとおりに動いていると、自分の気持ちが生まれる機会が減り、自己決定ができなくなります。

たとえば、自分で決められず「お母さんに聞いてから」と親の承認が必要だったり、洋服を選ぶのも誰かに「似合うね」と背中を押してもらわないと決められなかったりします。なにもかもすべて自発的にできる必要はないのですが、問題は、**不必要に他人に判断を依存しすぎる**ことです。自分でできる判断すらしなくなっていくのが問題です。

論理立てて物事を考え、「する」「しない」の決断をするのは思考系脳番地です。10代は思考系脳番地を鍛えることを意識して行動すべきでしょう。思考系を鍛えると、**ここぞというときに頑張る力や、強い刺激（ショック）にも負けない打たれ強**

さが身につきます。

将来的に、ＡＩという他人が整えたフィールドで活動する機会が増えていくのは間違いありません。そこで、自分のやりたい！を実現させるためには、自覚的に「〇〇したい！」という欲望をもつことが必要です。そうでなければ、自分の脳の情報さえＡＩ化に押されてしまいます。

コラム コロナの影響

コロナが子どもたちから奪ったもの

２０２０年からの約３年間、新型コロナウイルスの感染拡大によって、私たちは特殊な環境に身を置くことになりました。そして、それは個人個人の脳を変えていきました。というよりも、変わらざるを得ませんでした。なぜなら、脳は行動によってつくられるからです。

各世代の脳の状況により、コロナが与えた影響はさまざまです。

体を動かし、さまざまなことを体験することで脳の土台をつくる学童期、「やってみたい！」という欲望によって脳の個性の萌芽を育て、「自分」を理解するようになる思春期に、「動かない」「人と会わない」ことを強いられたその影響は、「思い出がつくれなかった」程度ですむものではありません。

２０２２年、文部科学省は「２０２１年度児童生徒の問題行動・不登校等生

徒指導上の諸課題に関する調査」を公表しました。そこで明らかになったのは、不登校児童生徒数の激増です。

不登校児童は２０１２年度以降、毎年増加傾向にありましたが、２０２０年度から２０２１年度の伸び率は過去最大。全国で約25万人の小・中学生が学校に行けない状態になっています。

文科省も運動会や遠足、修学旅行といった活動が制限され登校意欲が下がってしまったこと、臨時休校や再開の繰り返しで、生活のリズムが乱れてしまったことなどを指摘していますが、コロナの影響であることは明らかです。

２０２２年春、都内の有名私立中学校が新入学生に課した春休みの課題は「体力づくり」だったそうです。５キロ程度のランニングを宿題にしたのです。これはじつに、理にかなった課題だと思います。

失われた3年を取り戻すことはできませんが、脳の土台づくりを疎《おろそ》かにしてはいけません。本能が刺激されるような経験を今からでも重ねていってください。

【青年期】大人脳が知識と記憶を再編成する期間

20代前半の脳は知識や記憶に関する領域が成長しますが、**際立った個性はまだほとんど見られません。**もちろん、右利きか左利きか、文系か理系かといった差はあるのですが、「この人ならでは！」という脳にはなりきっていないのです。

日本の教育プログラムの特徴でもありますが、**学生時代**は教師からの言葉や教科書から知識を得ていくことが中心です。そのため、社会に出るまでは言語（左脳）を使った理解力・思考力が優位になります。簡単に言うと、**指示に従うことに長《た》けている脳**になっているのです。

しかし、**実社会**では、状況を見て行動したり、先輩のふるまいを見て学んだり、失敗を含めた**実践によってさまざまなことを体得**していきます。これによって、**非言語（右脳）が優位**になっていきます。

左脳優位の脳である20代前半は、まだ社会人になっていない「**準社会人脳**」。まさに、「**大人脳**」**になるためのインターンシップ期間**です。

それまでに学んできたこと、知識で得たものを再編成する期間であり、この時期に、きちんと「**記憶の再編**」ができた人は、脳の成熟期となる30代〜40代に大きく伸びていきます。

記憶の再編成とは、「知識として得たものを記憶活用型」に変えていく、ということです。

どうすればいいのかというと、それは**行動によるアウトプット**です。**動いて人と会い、話して伝える**ことによって、**思考力や理解力**が上がっていき、その結果として記憶力が再編されます。

「行動」はなんでもかまいません。**アルバイト**をしてもいいし、**世界一周旅行**をしてもいいし、**友達とととことん語り合う**のでもいい。自分がいかに社会にかかわれるのかという観点をもちながらアクションすることで、得てきた**無機質な知識が経験を伴った記憶**となり、将来的に〝使える〟ものになっていくのです。

これを意識的にしていかないと、学歴と現実社会の乖離《かいり》が起こってしまいます。どれだけ難しい学問を学び、たくさんの知識があったとしても、実社会において応用できなければ、生きていくテクニックにもスキルにもなりません。

20代は選択肢を狭めるような生き方をしてはいけません。むしろ、**なんでも選んでいく！**といった、躍動感ある日々が脳を育みます。

5年タームで自己変革を

かつては「十年ひと昔」と言ったものですが、変化が著しい今、**世の中の価値観は5年ほどのタームで**変わっていきます。**変化に対応できる脳、自分の生活の改革に躊躇《ちゅうちょ》しない心**をつくっておくことは、年代を問わず求められます。

その訓練は20代のうちから意識的に行っていくべきです。

引っ越しもいいでしょう（私は20代の間に、6回引っ越しをしました）。

転職や働く場所を変えるのもおすすめです。私は私立大学病院に勤務し、そのあと、民間の病院に移り、そこからまた国立に戻ってさらに公立機関へとさまざまな組織で働きました。

同じ医療でも、場所によって組織のルールは違うし、働き方も変わります。もちろん、自分を取り囲む人々も変わります。その都度、**環境に合わせつつ、新たな刺激を受けること**で、未来が変わっていきます。

しかし、30代・40代と、年を重ねていくと**環境の変化に対して恐れ**が生まれます。40代になっての初めての転職は相当な勇気がいるものですし、後期高齢者になってから、何度も引っ越しをするのは難しいでしょう。

社内の異動による配属替えも環境の変化になります。しかし、人事異動がきっかけで上司も替わり、うつ病になる人も少なくありません。**社会人としての立場改革**は、意図しないかたちで外部の力によって行われるより、**自分の意思で行ったほうがいい**に決まっています。

だからこそ、**20代のまだフットワークが軽いうち**に、人や場所、空間をチェンジすることに慣れておくべきです。

変化を選ぶことによって選択の幅は格段に広がります。同じ場所にとどまり続けている人、同じスタイルで働いている人はコンサバティブになりがちです。安定はするでしょうが、**考え方がパターン化し、自分の大人脳の未来も固定されます。**パターン化した大人脳は、この先、どんどん通用しなくなります。

社会の振れ幅が大きくなっている中、変化に対応できなければ、どんどん取り残されてしまいます。**未来が長い若い世代**にはとくに、**変化への耐性**を培ってほしいと思っています。

トライアンドエラーを繰り返す大人脳

20代は質・量ともに循環させる期間。環境を変え、価値観をアップデートさせ、自分を意識的に変えていくべきだと思います。

その意味で**心配なのは、幼少期から「賢い、いい子」**として育った**人**です。良い学校を出て頭もいい。そういう人は往々にして、「**非効率だからやらないほうがい**

い」「自分らしくない」「意味がない」と論理的に判断しがちです。

無駄なこともせず、失敗もなく、一見、合理的で賢い生き方なのかもしれませんが、**選択の幅が極めて狭くなり、脳も凝り固まってしまいます。**

失敗も含めて経験です。経験したものが多いほど、そして、その**経験の負荷が高いほど、脳は鍛えられます。**

私自身、20代を振り返ると、専門である医学にもハマりましたが、先にも述べたようにいろいろな占星術にハマって散財したこともあります。断食をやったり、滝に打たれて1か月以上修行したこともあります。しかし、やってみると、自分の中で「**突き詰めたいこと**」と「**別にそうでもないこと**」が見えてきます。いろいろと試してみることで、未来への光明が見える場面があるものです。

これは違うなと思ったら、途中でやめればいい。まだ20代、いくらでもリカバリーできます。

また、迷ってあちこち動いたぶんだけ、さまざまな人と出会う機会が生まれます。個性豊かな「先輩」と呼べる人をたくさんもつことができるでしょう。

自分が未熟だった頃に出会った人との関係性は、いつまでたっても変わりません。30年がたち、立場が変わろうとも、お世話になった事実は変わりません。人間関係も含め、先々につながるものをこの時期、たくさんつくっておくと生涯にわたる財産になります。

20代で**起業**する人も増えているようですが、**どんどんやるべき**だと思います。それこそAI技術を活用して、新しいアイデアを試してみるべきです。

斜に構えて、欲求をあらわにすることなくクールにふるまう。あるいは、変化を避け、淡々と穏やかな日々を送る。そんな生き方のほうが〝**燃費**〟**がいい**のかもしれません。

しかし、**トライアンドエラーを何度も繰り返した人**のほうが、さまざまな種類の刺激を脳に与えることができ、結果、**記憶系や思考系の枝ぶりが発達**します。脳の柔軟性や耐性も鍛えられます。

この時期に**臨機応変な生き方に慣れておく**ことは、**未来の可能性**を大きく広げることにつながります。

【壮年期～中年期】専門職化する大人脳

成人年齢が18歳になりましたが、**脳が成人となるのは30代**です。経験を重ねることで理解系脳番地を中心とした脳の枝ぶりは大きく成長し、**40代に入って脳は成熟期**に入ります。

この頃になると、生活環境が安定し、仕事は専門職化していきます。その影響から、日々繰り返している「**労働における脳のパターン化**」が進みます。仕事のスタイルに脳がマッチングしていき、この時期の大人脳はいわば「**仕事脳**」になります。専業主婦の人であれば、「大人脳＝主婦脳」となります。この時期に引きこもっていれば「引きこもり脳」となるのです。

しかし、同じ仕事の人がみな、同じ脳になるかというと、そんなことはありません。テレビの企画でＭＲＩ脳画像診断を用いて多くの芸能人や有名人の脳を見てきました。

たとえば、同じアナウンサーでも、与えられた原稿を決められた時間内にきちんと読み切る役割を続けている人と、スポーツの実況など何が起こるかわからない状況の中、その場で言葉を繰り出していく人とでは、発達する領域が違います。**同じ職業でもその人それぞれの違い**が脳の中で生じます。その**個性的な大人脳**によって、その人の個性がもっとも輝くのがこの時期です。

脳の個性は、使う脳番地と使わない脳番地の差がより顕著になって生じます。**得意な脳番地と不得意な脳番地の両極化が「脳個性」**ですから、決して悪いことではありません（むしろ、20代前半のプレ社会人脳のまま、パターン化もできなければ大問題です）。

しかし、これまで何度か指摘してきたように、脳は楽をしようとし、それがクセとなります。使われない脳番地はより使われなくなりますので、脳の個性を大切にしつつも**眠っている脳番地を意識的に使う**ことも重要です。

毎日、黙々とパソコンに向き合っているような仕事の人は、聴覚系や伝達系、運動系を刺激するようなことをするのがおすすめです。逆に、営業などコミュニケーション主体の仕事の人は、言語に関する脳番地以外を活性化させることを意識するといいでしょう。

大人脳のパターン化に陥らないこと

40代・50代になって、大きく立場や環境を変える人がいます。長年勤めた会社を辞めてヘッドハンティングされたり、早期退職して新しく事業を展開したり。抜擢《ばってき》されるのも自ら起業するのも、能力があってこそだと思いますが、この年代で**ダイナミックな変化を選択できる**のは、それまでの**脳の鍛え方**が影響するように思います。

日本人の自殺者の数を年代別に見ると、もっとも多いのが50〜59歳、次が40代となっています。**日本の40〜50代の自殺率は世界一**で、「中年の危機（ミッドクライシス）」などと呼ぶようですが、これは、変化に対する恐怖が根底にあるように思います。

責任ある立場になれば孤独にもなる。逆に管理職定年などで権限がなくなれば自分の存在意義が揺らぐ。変化への耐性がなければ、暗い未来しか描けなくなります。これもまた、**どこまで脳を柔軟に鍛えてきたかの「格差」の表れ**といっていいでしょう。

20代・30代で自発的に脳を働かせなかった人が、この年になって個性的な脳を手にすることはかなりの努力が必要です。また、中年期に個性が乏しかった人が、後期高齢者になって個性的になれるかというとそれもまた一苦労です。しかし、ここで諦めたら、格差は年を重ねるのに比例して拡大していきます。

必要なのは、**自分の中にさまざまな〝コンテンツ〟をもつ**ことです。**趣味**を極めるのもいいでしょうし、これまで**チャレンジ**したいと思ってできなかったことをはじめるのもいい。

最近では、**副業**が推奨されているようで、とてもいいことだと思います。収入源をマルチにもつことは経済的な保険という意味だけでなく、**生きていくステージを**

増やすことにつながります。

「自分はこれ一本でやってきた」という自負はあるかもしれません。専門性を極めることも大切です。しかし、パターン化にどっぷりと慣れ切ってはいけません。

「この世界でしか生きていけない」というのは、これからの時代、とても**危うい生き方**でもあるのです。

中年期から鍛えるべき「超脳野」

私は**中年期が脳の最盛期**だと考えています。

というのも、**脳の中でもっとも複雑な情報処理を担うエリアがピークを迎えるの**が30～50代だからです。私はそれを「**超脳野（スーパーブレインエリア）**」と呼び、研究を続けてきました。

超脳野は側頭葉・頭頂葉・前頭葉の3か所にあります。いずれも、サルを含めほとんどの動物にはない、ヒトだけにあってヒトだけが発達させた領域です。

側頭葉にあるそのエリアは「**知識と記憶**」にかかわっていて、私は「**超側頭野（スーパーテンポラルエリア）**」と呼んでいます。そのピークは30代からで、**知的水準や基礎学力が高い人は、超側頭野の枝ぶりが成長している**傾向があります。

超側頭野は、一つのテーマについてたくさんの情報を取り入れ、それと同時に深く理解することで成長していきます。本を読むなどして知識を入れるだけではなく、自らの目で見て、耳で聞くなどの経験として、自分の中に落とし込む。そんな**深い理解によって超側頭野は育つ**のです。

つまり、ある一つの分野に精通すること、その分野の**エキスパートになる過程そのものが超側頭を育む**ということ。このエリアのピークが、仕事の専門性を高める30代というのも納得いくのではないでしょうか。

頭頂葉にあるスーパーブレインエリアを「**超頭頂野（スーパーパリエタルエリア）**」と言います。こちらは「**総合的な情報処理**」にかかわっています。視覚や聴覚から入ってきた情報を分析・理解するエリアで、左脳は言葉の理解、右脳は空間など視覚的意味の理解を得意としています。

超脳野はどれも発達が遅いのですが、超頭頂野はもっとも成長がゆっくりで、個人差が大きいのが特徴です。超頭頂野も超側頭野と一緒で情報収集活動と並行して成長すると考えています。

そして、50代で最盛期を迎えるのが前頭葉にある**「超前頭野（スーパーフロンタルエリア）」**です。ここは**人間らしく生きる**、その判断を担っています。

思考系脳番地のいわば「心臓部」でもあり、**脳の中でももっとも高次の処理**を行っています。自ら考え、周囲に気を配って状況を判断し、どう行動すべきかその実行力もつかさどっています。また、その人の性格や社会性にもかかわっていると考えられます。

刺激に対して敏感なのも特徴で、緊張するような刺激を受けると、すぐに脳の血流量が増え、逆にアロマの香りなど心地よい刺激を受けるとすぐに血流量が低下します。状況の変化に敏感で、すぐに活動性が変わるのも特徴です。

ずいぶん前になりますが、老化をテーマにしたテレビ番組で、100歳を超える高齢者のMRI脳画像を検証したことがあります。すると、思っていたとおり、みな、スーパーブレインエリアが活性していました。とくに、超前頭野（スーパーフロンタルエリア）の**枝ぶりは元気いっぱい**で、萎縮もありませんでした。

しかも、**趣味を楽しんでいるとき**などは、若者だったら活性しにくい超前頭野の一部の酸素消費が増え、活性していることを確認しました。つまり、**超前頭野の働きは100歳を超えてから〝旬〟を迎えている**ということです。

言葉は悪いですが、超前頭野は、ノリと勢いでアクションを起こす青二才にはまだまだ手の届かないエリアだということ（もちろん、若者にはノリと勢いが大切です）。**経験を重ね思考に厚みができ、人格が磨かれていくことで超前頭野は成長します。**40代・50代になったからこそ、可能性は広がるのです。

そのために必要なのは、幼少期から青年期にかけて基礎的な脳番地を鍛えることです。そして社会に出て専門性を身につける中で、脳の個性を育むことです。そうして培った基礎的な脳番地を使いながら超脳野を育てていけば、脳の伸びしろは年齢に関係なく広がっていきます。

●超側頭野（スーパーテンポラルエリア）

・記憶や理解を担う

・知識集積系脳番地

・学力との相関が高く、知的活動に伴い成長する

・30代でピーク

●超頭頂野（スーパーパリエタルエリア）

・視覚や聴覚から入ってきた情報を分析・理解する

・左脳は言葉の理解、右脳は空間など視覚的意味の理解を担当

・もっともゆっくり発達し、個人差も大きい

・40代でピーク

●超前頭野（スーパーフロンタルエリア）

- 思考や意思、注意力、実行力や判断力を司る
- 思考系脳番地の中心
- その人の性格や人格をつくる
- 50代でピーク

人生100年時代、スーパーブレインエリアは今後、強化されるべき脳番地です。

ただし、私のこれまでの研究では、**スーパーブレインエリアは自分で情報を操作し、想像的な活動をしないと育ちにくい**ということがわかっています。

また、まだまだ研究の余地はありますが、私は、追い詰められたり、逆境に立たされたりして初めて、**ギリギリの状態で神経細胞がより生き生きと活動し、超脳野の枝ぶりが育っていく**のではないかと考えています。

いずれにせよ重要なのは、いくつになっても挑戦的な精神を持ち続け、「経験」

をやめないこと。新鮮なインプットとアウトプットを続けることです。

孔子は「四十にして惑わず、五十にして天命を知る」と言いましたが、50代で悟っている場合ではないのです。脳が最盛期を迎える中年期以降、より一層、意識的に脳を成長させていきましょう。

コラム コロナの影響

リモートワークの悪影響

世界中が混乱に陥ったコロナ禍でしたが、悪いことばかりではありませんでした。

ステイホームによって出勤する必要がなくなり、発達障害やＡＤＨＤ（注意欠陥・多動性障害）の傾向をもっている人は、自宅で余計な情報にわずらわされることなく、仕事をすることができました。

電話の音や周囲の人の話し声に気を取られることもありませんし、不機嫌な人の横で気持ちがざわつかされることもありません。在宅ワークによって、自分自身のペースで仕事ができるようになり、成果を上げている人は確かにいました。

しかし、多くのビジネスパーソン――脳が専門職化する30代、成熟期を迎える40代、衰えを目前に控えた50代にとって、コロナ禍がもたらした脳への悪影響は見過ごせません。

運動らしい運動をしなくても最低限の「動く」を担保してくれていた通勤時間がなくなり、1日に1000歩も歩かない、なんて日もあったのではないでしょうか。

そのほか、出勤する必要がなくなり、朝寝坊が常態化して昼夜逆転の生活になったり。食事の時間も不規則で、食べるものもデリバリーやインスタントが中心になったり。周囲の目がないため、ついついお菓子に手が伸びて、太ってしまったなんて声もよく聞きました。

そもそも脳にとっては規則正しい生活——日中、適度に体を動かし、夜、しっかり眠ることがとても大切です。コロナ禍かどうか関係なく、30代~50代の生活習慣は人生の後半を大きく変える要素となります。

不規則な生活は高血圧や脂質異常症の原因となります。それは脳にとっても、大きなダメージです。

人間の体は血管に流れる血液が、体全体に酸素と栄養を送っているわけですが、内臓が弱っていれば質のいい血液をつくれませんし、そんな汚れた血液は脳に十分な酸素を届けることができません。脳が働くにはきれいな酸素と栄養——ブドウ糖やビタミンが大切です。それが不足すれば結果、脳の働きが鈍くなってしまいます。

また、脳には「脳内リズム」があります。脳はホルモンの分泌や朝目覚めて夜眠くなるサーカディアンリズム、食事のタイミングなどの周期が重なり合って働いています。そのリズムが崩れると脳の活性も落ちてしまいます。

テレワークで時間的には長く仕事をしているのに、ぜんぜんはかどらず、生産性が落ちてしまった、という人はいると思います。昼まで寝ているので睡眠時間は十分なのに体がだるいという人もいるでしょう。それは、脳内リズムが崩れて、脳が「何もしたくない」と訴えているのです。

【前期高齢者】急速に不活化する大人脳

40代をピークに大脳が発達すればするほど、海馬は負担を強いられます。それが、50代に入ると老化のサインとして現れてきます。ただ、**中高年以降は、年代で脳の特徴を語ることが難しく**なります。個人差が格段に広がるからです。

加齢によって脳は萎縮していきます。これは、細胞から成り立つ生物として避けられないことです。しかし、序章で指摘したように白質——脳の枝ぶりはその人の生き方によって成長しますから、**50代までにどういう日々を過ごしたかの積み重ねによって、脳が老化するスピードは変わります。**

還暦を過ぎ、「高齢者」と言われる年代に入っても同じです。50代の生き方が60代になって効いてきますし、60代の生き方が70代からの健康を左右します。そして、70代後半、さらに脳格差が顕著になります。

脳の成長の鈍化、あるいは衰えを加速させる大きな引き金になるのが、社会的活動からのリタイアです。定年を迎え、社会的に第一線から退くことで環境は激変します。また、体が思うように動かなくなったり、周囲から止められたりして、続けてきた趣味や楽しみをやめてしまう人もいるでしょう。

すると、それまで働いていた脳番地の活動が少なくなっていきます。行動範囲も狭くなりますから、視覚的に入ってくる情報が減り、人と話す頻度も減るので聞くことも減っていきます。

情報が極端に減ることで、脳は急速に不活化してしまいます。**この年代では再び、運動系・視覚系・聴覚系への刺激が重要**になります。

しっかりと見て、聞く――情報のインプットがあればあるほど理解力は深まり、理解力が深まることで思考系が働き、選択が適切になります。すると、人に対する伝達も正しく行えます。また、理解系と思考系は記憶系脳番地が支えていますから、**理解系と思考系が活性**していれば、**インプットされた情報を蓄えておくことができ、記憶力も維持**できます。

情報が刺激になり活性化されるのが**脳の仕組み**です。毎日特別な予定を立てることもなく、目が覚めたらなんとなくテレビの前に座り、見るともなくぼんやり眺め、夜になったら食事をして寝てしまう――。ただそれだけの日々を過ごしていれば、脳が使われることはありません。健康だった人だって物忘れがひどくなりますし、マルチタスクができなくなります。

また、些細《ささい》なことで腹を立てたり、筋道立った説明を理解できなかったり、「**キレる老人**」がときおり話題となりますが、それも**脳の衰え**と無関係ではありません。

身体的な衰えによる加齢性難聴の可能性もありますが、**目や耳から脳に入る情報が少なく**なっているため、感情系と理解系がうまく働かず、**状況が理解できなかったり**、思考系の衰えによって、**感情をコントロールできなかったり**するためです。

定年を迎えて仕事はリタイアしようとも、脳に刺激を与え続けることで、こうした衰えを防ぐことはできます。

「脳は放っておけば衰えていく」ということを自覚し、抵抗することが重要です。

【後期高齢者】得意な脳番地を生かす大人脳

一次産業には定年がありません。農業なら、育てている農作物や家畜などの状況を常に見て、天気予報を確認して自ら判断し、体を動かすという刺激ある日常が長く続いていています。

いわゆるビジネスマンとして過ごしてきた人も、何かをしたい！という欲望を大切にし、動き続けることにしがみつくべきです。

ただ、**脳の仕組みと価値観は連動していて**、これは高齢になればなるほどより強くなります。70歳を超えてから価値観を変えるのは難しく、リタイア後の人生、まったく新しいことをはじめるのはとても難しいでしょう。

じつは**高齢になってからの新チャレンジは、脳にとってもハード**です。

加齢とともに、「使っていなかった脳番地」は「使いにくい脳番地」になっていきます。新たに活性させようと思っても、若い頃のようにうまくいきません。

話は脱線するようですが、定年近くになって威張り散らしたり、地位や立場に固執したりする人がいます。政治の世界でも、80歳を超える議員が引退する気配も見せず、依然として影響力を行使し続けています。

彼らを「**老害**」と揶揄《やゆ》するのは簡単ですが、そのふるまいの根底にあるのは単なる権力への執着だけではないように思います。むしろ、「ここから離れたら最後、**脳番地がうまく使えなくなる」ことを無意識に恐れている**ように見えるのです。

後期高齢者になってから、まったく新しいことをはじめるのは大変ですし、脳へかける負担も大きくなってしまいます。おすすめは、**現役時代に取り組んでいたことに似ていることへのチャレンジ**です。これまで長い間かけて育ててきた脳の枝ぶりを生かしていくのです。

たとえば、ものづくりをしてきた人は右脳の思考系脳番地と視覚系脳番地が発達しています。実際に**つくるものが、精密機械からラジコンに替わった**としても、得意な**脳番地を生かす**ことができます。また、趣味で続けてきたことを、より深めていくのもいいでしょう。

老化は誰にも、確実に訪れます。しかし、そのスピードは脳へアプローチする行動によって、抑えることができます。

歩く、指先を使う、眼球を動かす、人とかかわり、おしゃべりをすることが脳を刺激します。運動系脳番地が衰えると、全体の活性が落ちます。行動を制限しないことが大切です。

コラム コロナの影響

認知症発症が早期化する!?

コロナ禍では、感染による死亡リスクが高いということで、高齢者はとくに外出を控える傾向にありました。自粛生活によって体を動かす機会が減ったことは、高齢者の健康に直結します。

100歳前後の超高齢者の脳画像を見ると、足腰が元気で体を動かすことが好きな超高齢者は、運動系脳番地の足に関する場所とその周囲の枝ぶりがしっかりしています。

足腰の機能を維持すると、運動系脳番地だけでなく、周囲の脳番地の機能にもよい影響を与えます。言い換えるなら、動ける足腰をもたなければ、脳全体が不活化してしまうのです。

そしてもう一つ、コロナの影響として見過ごせないのは、人とふれあう機会が減ったことです。週に1回通っていた公民館でのカルチャー教室、買い物に出てばったり会ったご近所さんとのおしゃべり。そうした機会が失われ、孤立してしまった高齢者も少なくありません。

実際、コロナによって活動を自粛した人は、身体機能が衰えるフレイルのリスク、認知症のリスク、要支援・要介護のリスクが上がっていることがデータで示されています。

WHO（世界保健機関）は「意味のある人間関係が健康や幸福全体にとって重要」だと明言しています。孤独は病気の原因になるし、認知症の悪化にもつながります。

私が危惧しているのは、前にも述べたように認知症の発症が全体的に前倒しになり、これまで70代が分岐点になっていたのが、60代、あるいは50代になるのではないかということです。

自粛生活を強いられたのは、今の現役世代も同じです。

外出自粛によって出勤がなくなっただけでなく、さまざまな楽しみが奪われました。ライブハウスで発散することもできなくなれば、美術館に行って心癒やされる時間をもつこともできなくなりました。飲み会や旅行、お祭りなど、コミュニケーションの場も奪われた3年間でした。人と話すことが減れば伝達系脳番地が、笑うことが少なくなれば感情系脳番地が衰えていきます。

前向きな刺激が奪われた影響は必ずあります。

心配なのは、一度やめてしまったことをもう一度、習慣化するのはとても難しいということ。ポストコロナの世界になって、楽しみを謳歌《おうか》する気持ちが萎《な》えたまま、「動くこと」が面倒になってしまうと危険です。

十数年後、みんなが「コロナ禍」を懐かしく思い出す頃、深刻な社会問題としてその影響が顕在化するかもしれません。

第4章

疲弊している大人脳を変える「こころ」の法則

暴走する思考系脳番地

- ・仕事や恋愛で過度に思いつめ、とんでもない行動を起こしてしまう人。
- ・フェイクニュースやデマに踊らされる人。
- ・誹謗中傷することに快感を覚える人。

こうした〝普通〟に考えれば「おかしい」とわかることを行動に移してしまうのは、**脳の暴走**が原因です。

脳は、視覚系・聴覚系・感情系脳番地を介して入ってきた情報に対し、理解系・思考系・記憶系脳番地が連携して情報を処理します。思考系脳番地が意思決定をすると、伝達系や運動系の脳番地へ指令を出します。

ところが、体を動かさず運動系脳番地が衰えていくと、各脳番地との連携力が落ちていきます。たとえば、運動系と視覚系の結びつきが悪くなれば実行力や行動力が低下して生産性が落ち、いずれ理解系の働きも落ちてしまいます。

また、**理解系脳番地はもともと、大量の情報に触れると整理し切れなくなる**、という特徴があります。

天文学的な数の情報があふれる**デジタルの世界にどっぷりつかっていれば、理解系がキャパオーバー**するのも当然。さらに、情報が整理されないまま、ぐるぐると考えだけを巡らしていると思考系が無秩序に働きやすく、その人の行動が暴走してしまいます。

そもそも、現代人は思考系脳番地ばかりを酷使しがちです。次のような症状がある人は、思考系脳番地がお疲れモードになっています。

- 「そのうち」「あとでちゃんと考えよう」と物事を先延ばしにしてしまう。
- 仕事を終えて帰宅したあとは、何もしたくない、考えたくない！
- 固有名詞や漢字がすぐに出てこない。
- あと少しで思い出せそう……というときにネットで検索してしまう。

本書の冒頭に出した以下の症状を覚えているでしょうか?

・立ち上がった瞬間、何をしようとしたのかわからなくなる。
・会話をしているとき、すぐに言葉が出てこない。
・一度に同じことを並行して行うマルチタスクが苦手になった。
・昔に比べて怒りっぽくなった。
・スマホやパソコンに触っていないと不安になる。

このうち、次の3つは、思考系脳番地ばかりが過剰に働いている裏で、ほかの脳番地――運動系脳番地や視覚系、理解系、記憶系などが劣化している、あるいはその連携がうまくいってないがために生じることです。

・立ち上がった瞬間、何をしようとしたのかわからなくなる。

・一度に同じことを並行して行うマルチタスクが苦手になった。
・昔に比べて怒りっぽくなった。

立ち上がった瞬間、何をしようとしたのかわからなくなるのは、記憶の回路が持続的に働くことができず、記憶系と運動系が連動しようとしても、記憶系が外れてしまうからです。

マルチタスクが苦手になったというのは、**まさに思考系脳番地の疲労そのもの。**

「昔に比べて怒りっぽくなった」というのも同じです。

たとえば、朝から頭が痛い日。なんとか会社に行き、会議に参加しているときに、ふいに反対意見を言われて「イラッ」としたことはありませんか。

それは、**思考系脳番地のキャパが頭痛のことでいっぱい**になって、じっくり考える余裕がなくなっているからです。このとき、思考系脳番地では酸素を無駄に消費していて、本来働くべき理解系脳番地が効率よく働かないのです。

感情系と思考系の関係を私はよく、ガスバーナーとやかんにたとえます。ガスバーナーが感情系、思考系がやかんです。ガスバーナーの火がめらめらと強くなれば、上に乗っているやかんのお湯はグラグラと煮え立ちます。**落ち着いて考えられなくなるのも、**無理はありません。

ちなみに、**理解系脳番地と感情系脳番地の劣化**も「怒りっぽい人」をつくります。

人は理解できないことに対して、怒りを覚えるものです。相手の言動の「意味がわからない」というのも「理解できない」ですが、情報の入力がうまくいかずストレスになっているときも「理解できない」状態に陥ります。

情報をインプットして理解する、そこから自分の考えを構築する、記憶にとどめるといった行為は高次脳機能です。

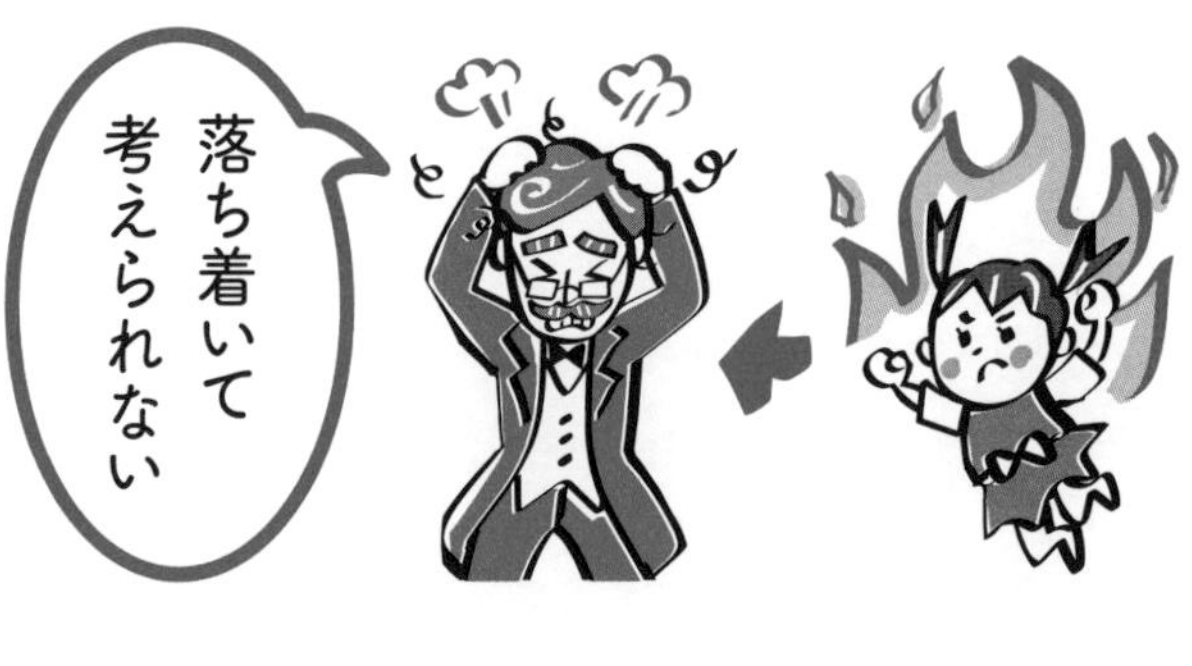

しかし、すでに指摘したように現代社会ではスマホやパソコンに記憶を肩代わりしてもらうケースが増えました。そして、体を動かすことがなくなり、運動系脳番地が使われなくなりました。体を動かさないというのは、**手書きでメモをとる、口を動かして言葉で伝える**といったことも含みます。

運動脳を使わずに理解系・思考系・記憶系といった高次脳機能を使うと、大きな負担がかかります。**土台となる脳の基礎――運動系が健全に働いてこそ、人は考えることができる**のです。

「睡眠不足」は脳の休息不足

脳のために絶対にやめてもらいたいのが夜更かしや徹夜です。**睡眠不足は脳へ大きなストレスを与えます**。

脳が活動するとき、ほかの臓器と同様に酸素を消費しています。酸素を運ぶのは血液ですから、脳が一生懸命働くと、活動している脳番地の血圧が上がります。しかし、それによって脳のエネルギーを余計に使ってしまうため、脳の働きが非効率化してしまいます。

私はこれを「**酸素疲れ**」と呼んでいますが、脳に生き生きと働いてもらうためには、酸素疲れから回復させる必要があります。その**もっともよい方法が睡眠**なのです。

じつは寝ている間も脳は記憶の整理や老廃物の排出など働いていて、電源を落とすようにオフにはなりません。それでも、睡眠中は新しい情報が脳に届きませんから、日中、フル回転している脳にとっては休息になるのです。

また、**寝ている間に脳は記憶の定着をしています**。その日あった出来事から得た情報はすべていったん「海馬」に保管されます。

海馬は短期的な「記憶の保管庫」であり、同時に、**長期記憶として残すべきものを選別**する役割を担っています。ノンレム睡眠と呼ばれる深い眠りのとき、海馬に選ばれた短期記憶が大脳皮質へと送られ、長期記憶となります。

会話の中に「あれ」「あの」が増えたり、固有名詞が出てこなかったり。その原因はいくつか考えられますが、**寝不足が原因**ということも十分に考えられます。また、**海馬はストレスに弱い**という特徴もあります。ストレスがあるとき、睡眠の質は低下しがちですから、ストレスによる睡眠不足はダブルで記憶がとどまらなくなります。

睡眠不足は記憶の定着、ひいては認知症の発症にもかかわっていきます。忙しくて睡眠時間が取れない、という人もいるでしょう。しかし、忙しいからこそ、睡眠を大切にすべきです。

成人の場合、1日7～8時間の睡眠は必要です。私自身、30代から40代にかけて、睡眠時間を削って研究に夢中になったことは人生最大の失敗だと後悔しています。寝ているのがもったいない！とアクティブに活動している人がいれば、ベッドでスマホを見続けいつも寝不足という人もいるでしょう。いずれの場合も脳にとってはマイナスです。

30～40代にそんな生活を続けていると、人生100年の後半50年を強烈に劣化させます。人間の体に備わったリズムに素直に従う生活を送ってください。

心配事があると眠れない理由

「進めているプロジェクトがうまくいくだろうか……」
「今期の目標、達成できるかなぁ」
「子どもの受験、合格できるだろうか」

こうした心配事があると、寝つけなかったり、何度も目が覚めてしまったり、睡眠に問題を抱えがちです。これも、脳の仕組みで説明ができます。

解決しない案件があると、頭の中ではそのプロセスが常に進行しています。区切りがついていないため、脳は頑張って、**寝ながらでも整理しようとします。**そのため、なかなか眠りにつくことができないのです。

また、朝4時頃に「あれ、どうなった!?」と冷や汗をかきながら目が覚めたりすることもあるでしょう。

これは、脳が覚醒に向かっていくときに、ピンポイントで未処理中の案件が頭に浮かぶためで、これもまた生理的な仕組みです。

しかし、そうした日々が続き、睡眠不足になると、本格的なメンタル不調になります。**うつ病の人の約80%に睡眠障害がある**と言いますし、また、**睡眠障害の約80%はうつになる**と言われています。

すでに説明しましたが、脳には寝ている間の深い睡眠時に老廃物を排出し、記憶を定着させるという仕組みがあります。睡眠不足になると、この機能が衰え、昼間の覚醒に影響を及ぼします。

早めに脳の仕組みに応じてリカバーできればいいのですが、慢性化するとうつ状態になってしまうのです。

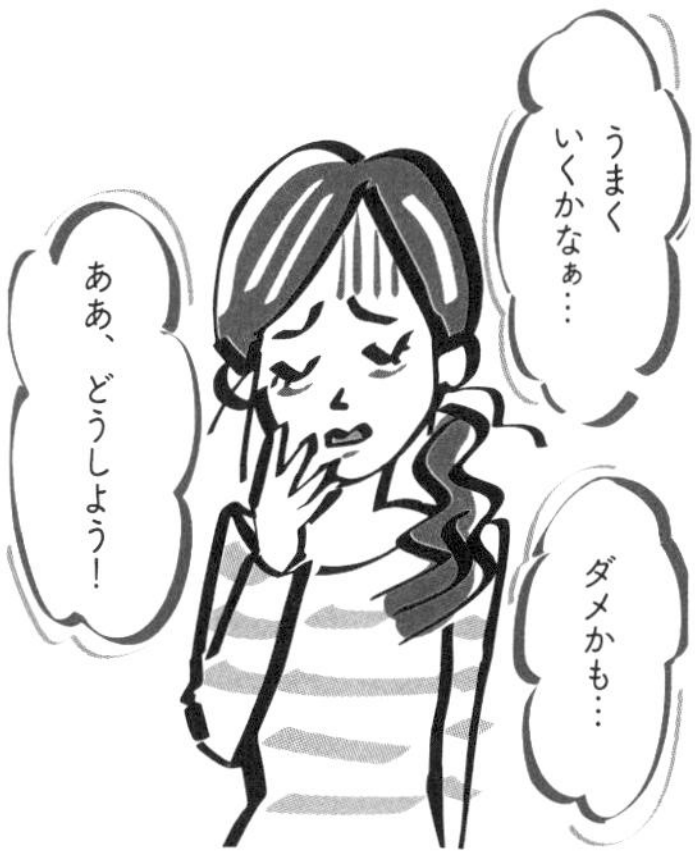

脳は「こころ」以上に知っている

うつ病の増加もあって、日本では近年、メンタルヘルス――「こころの健康」に対する関心が高まっています。それ自体は悪いことではありませんが、ただ、「こころの健康」というのは少々、あいまいな表現です。

「こころ」という器官が脳のほかに存在しているわけではありません。「こころ」と聞いて深淵な精神世界的なものをイメージする方もいるかもしれませんが、残念ながらそんなものはありません。

みなさんが「こころ」だと思って認識しているもの。それは自分が脳を使って認知している感覚――脳による自己認知にすぎず、**脳のごく一部の働き**によるものです。

つまり、「こころ」は、脳が生み出す働きのごく一部にしかすぎません。

たとえば、あなたが日々、「納期を守れ！」「目標予算が未達だ！」「なんとかしろ！」と、上司にまくしたてられているとします。

朝起きるのがしんどく、仕事の効率も悪くなり、何をしていても**「楽しい」と感じられない。**気持ちが沈むことが増えていく。すると**「上司の高圧的な態度がストレスになっているせいだ」**と考えるでしょう。

人間はもっとも納得しやすいことに原因を落とし込んで認知するクセがありますから、原因を上司に求めるのもごく自然なことです。

しかし、脳の仕組みから見ると、**気持ちが沈んでいる原因は「脳の働きが落ちている」から。**「上司のせいだ」というのは、あなたが「こころ」としてそう認知したというだけです。

ほとんどの人は、自分が認識できた一部の脳活動を、自分そのものの意思だと誤認して、選択し行動を起こしているのです。

裏を返せば、脳は、「こころ」以上にもっと真実を知っているのです。

私はこんな仮説を立てています。自分が認知している「こころ」の領域を広げて、認識できていなかった脳の働きにより近づけることで、人はもっと潜在能力を目覚めさせることができるのではないか、と。

自己認知が生み出す「こころ」の正体

脳には、**働きが落ちるとネガティブな感情を生み出す**、という特性があります。

みなさんは、「喜び」の対義語を聞かれたら「悲しみ」あるいは「憂《うれ》い」と答えることでしょう。言葉の意味としては正解です。

しかし、脳活動にとってポジティブの反対はネガティブな脳活動ではありません。「喜びを生み出す脳活動」と対をなすように、「悲しみを生み出す脳活動」があるわけではないのです。

ポジティブな感情は脳が元気に働くことで生まれます。一方、ネガティブな感情はというと……シンプルに脳が働かないことで生まれるのです。

これらの特性も、脳の仕組みと「こころ」の関係から生まれるものです。「悲しい」

「つらい」「不安」「しんどい」……といったネガティブな感情は、**「脳が覚醒していないこと」が原因です。**

大失恋をした悲しみも、**パワハラ**のつらさも、明日の**会議への不安**も、**過重労働**のしんどさも、ストレス源がなんであれ、**脳の状態は同じ**です。「脳が働いていない」ことが原因なのです。

フラストレーション（欲求不満）も、脳が働かないことに対する「苛立《いらだ》ち」という自己認知です。

入ってきた情報を正しく理解したり、過去の記憶を引っ張り出して参考にするといった、自己認知の脳の働きが鈍っているとき。また、脳番地の連携がうまくいっていないとき。そんなときの脳は、パソコンに負荷がかかりすぎ画面上に円が現れて、「くるくる」と回り続けている、あの状態と同じです。

失恋やパワハラといった環境ストレスが先か、自分の脳の働きが悪くなるのが先か、それは一概には言えません。

仕事が忙しくて睡眠不足が続いて脳が覚醒しなくなり、次第にネガティブな気持ちに支配されることもあるでしょうし、耐えがたいストレスに襲われ、脳が考えることをシャットダウンしてしまう、ということもあるでしょう。

いずれにせよ、**「脳の働きが悪くなる」**から**「ネガティブな気持ちになる」**、**「ネガティブな気持ちになる」**から**「脳の働きが悪くなる」**という負のループにハマってしまいます。

私はＡＤＨＤ脳の特性が強く、モチベーションされないこと＝気が乗らないことに対してなかなかスイッチが入りません。しかし、スイッチが入らない、というのは、脳の覚醒が上がっていないのと同じ状態です。ですから、脳スイッチを入れるために、明確な理由、大義による動機づけをすることが脳のクセになっています。

うつ状態でも運動不足でも睡眠不足でも、日中の脳の覚醒は低く、上がりません。私の「やる気が出ない」の原因は、ＡＤＨＤかもしれないし、うつかもしれないし、寝不足かもしれないし、運動不足かもしれない。あるいは、いくつかが複合して生じたのかもしれない。

ただ、その場の状況を自分なりにどう自己認知しているかが重要なのです。

もし、あなたが今、**ネガティブな感情に押し潰《つぶ》されそうになっているのであれば、まず自分の脳の働きをアップすることが大切です。**

うつ病になると本が読めなくなる理由

「こころ」の問題については、「あの人は強い人だ」「打たれ強い人だ」とか、逆に「繊細だから」「気持ちが弱い」などと言ったりします。

打たれ強い人は思考系脳番地が強く、また多くの場合、**運動系脳番地が発達しています。**こうした脳の特徴はありますが、もって生まれたものではありません。

「こころ」は脳の認知機能の一部にすぎず、それまで生きてきたその人の脳の特性に加え、さまざまな刺激を受けたり受けなかったりして、日々、脳は変わっていきます。

「こころ」の状態は、8つある各脳番地の状態に強く左右されます。私は国際特許技術を生み出し、独自の脳画像診断法を確立してきたので、MRIの脳画像を見れば、「ああ、この人はうつ病っぽいな」「引きこもりでずいぶん、長く外に出られていないな」といったこともわかります。

これまでたくさんの人の脳画像を見てきて思うのは、多くの場合、**悩みから抜け出せない人ほど、脳に情報が足りていない状況**にあるということです。脳の覚醒を上げにくい状態になっているのです。ネガティブな感情から回復するためには脳を働かせることが第一なのですが、それが難しくなってしまうのです。

とくに、うつ状態だと情報が入りにくい脳になります。

実際、**うつ病の人は、本を読んだり、話を聞いたりするのが苦痛**になります。症状が悪化すると、人に会うことさえできなくなってしまいます。

うつになるきっかけや原因はさまざまでしょう。パワハラ上司かもしれないし、働かない部下かもしれない。家庭内の悩みや経済的不安、睡眠不足かもしれないし、運動不足だったかもしれない。

こうしたことが、自分の脳では処理できない状態になってしまうのがうつ状態であり、処理できないのは、上司や部下のせいではなく、その人の**脳番地力が低下しているから**です。


人間の脳は、ある情報が入ってきたときに、思考系脳番地が司令塔になり、理解系が情報を集約し分析して、記憶系が過去の記憶と照合します。

そして、情報を受けて「どうするのか」の方向性が決まり、聴覚系や視覚系がさらなる情報を集め、伝達系がアウトプットの準備をします。そして、感情系脳番地が気持ちを昂《たかぶ》らせたり、逆に、冷静さを促したり。こうした連携がスムーズにいくよう、運動系が全体と連携して働いています。

うつ状態では、それぞれの脳番地が働かなかったり、連携がうまくいかなくなったりします。そして、これ以上、**脳の負担を増やさないように防御反応が働いて、情報をシャットダウンする**ようになります。

結果、どんどん脳番地の働きが抑制されますから、適切な判断や対応がとれなくなり、さらに事態が悪くなるのです。

「少しでも体を動かしたほうがいいよ」
「規則正しい生活がメンタルにはいい」

そう言われても、素直に受け止められない。頭ではわかっていても行動に移せない。だからこそ苦しくなります。

うつ病の治療に時間がかかるのは、情報を正しくインプットし、処理することができなくなっているからです。

うつ病だけではありません。先に指摘したとおり、何か**心配事や不安があるときは、脳の覚醒が悪くなっています**。脳番地が働かないから、適切な判断ができず、まずい手を打って、**事態をますます悪くさせてしまう**なんてことになりがちです。

「弱り目に祟《たた》り目」などと言いますが、それも脳の特性としてはあり得ることなのです。

欲望がなくなるのは脳の酸素不足!?

「病は気から」ということわざがあります。気持ち次第で病気は良くも悪くもなる、という意味ですが、脳にアプローチすることで、落ち込んだ「こころ」でも、肯定的に捉える自己認知力を磨くことができます。言い換えれば**「こころは脳から」**。

そして、そのために必要なのは体を動かす事です。

・脳が働きやすい心持ちであれば、体が動き改善できる。
・体を動かせば、脳が働きやすい心持ちになる。

脳と肉体は運動系やさまざまな感覚を介してつながっています。

体を使えば脳の運動系が成長するし、脳の運動系が成長すれば体が動きやすくな

る。こうした相互性をもっています。

それはなぜかというと、体を動かすことで、局所の毛細血管に**フレッシュな血液が行きわたり、脳の神経細胞が活性化**します。脳番地で酸素が使われて低酸素になるため、再び、神経細胞に酸素が運ばれる、という仕組みがあるからです。


人間の体は常に酸素を消費しています。

おしゃべりするときも、仕事をするときも、寝ているときだって、呼吸は続いています。消費した分は供給する必要がありますから、**普段から体を動かしている人は、酸素を消費しても供給しやすい仕組みができています。そのため「こころ」も安定するのです。**

一方、あまり体を動かさない人は、すぐに酸素を供給しない仕組みになってしまっています。

どういうことかというと、「**こころ」が弱っているとき、**つまり脳の覚醒が落ちているときは、**神経細胞が働いていないので、脳の毛細血管に酸素を運ぶ必要がな**

くなります。神経細胞の成長はストップし、使われなくなった脳番地は、一層刺激を求めなくなる悪循環に陥ります。

「○○したい！」という意欲や欲望は、脳の成長を促す栄養ですが、それが途絶えてしまい、逆に、脳の衰えが加速します。

調子が悪くなってから、体を動かそうとしてもかなり難しく、動かないからさらに脳の働きが悪くなるという負のループにハマってしまうのです。

散歩を習慣化しておくとか、7時間以上絶対寝るとか、脳が働く仕組みを普段からつくっておくことが、脳の働きを高水準に保つために大切です。**歯磨きをするように体を動かすこと**が習慣になっていれば、**脳の働きが悪くなった初期段階でリカバーすることができます。**

「かもしれない」状況から、脳に決断させる

「進めているプロジェクトがうまくいくだろうか……」

「今期の目標予算、達成できるかなぁ」

「子どもの受験、合格できるだろうか」


悩みの種はさまざまでしょうが、一つ、共通点があります。

それは「**どうなるかわからないこと**」だということです。

脳は「**確定している事実**」に対するときと、「かもしれない」ことに対するときと、異なる反応をします。確定している事実に対しては、次にすべきことを考えることができますから、**脳のスイッチが入りやすく、行動が明確化されます**。

一方、「**かもしれない**」ことに対しては、行動を起こすことができません。何をすべきかわからず、**脳は混乱してしまう**のです。


転職先が決まってないのに、突然、職を失ってしまったときの恐怖や不安を想像してみてください。

また、原因不明の腹痛が続いたとして、「ひどい病気かもしれない」「死んでしまうかもしれない」と不安になっていたとします。

病院に行き、医師から「胃に腫瘍があります」と言われたら、**ショックを受けるかもしれませんが**「入院をして手術をすればいい」と、**次のアクションが明確になります。**むしろ、あちこちの病院に行ったけれど病名がつかず、治療法もわからないほうが、不安は募るはずです。

算数の計算も同じです。「5－3」の答えは明らか。しかし、5からいくつ引くのかわからないとなったら、いつまでたっても答えが出ません。

どうなるかわからなければ、どの脳番地をどう働かすべきかもわかりません。このときの**脳は、いわばフリーズしている状況**です。

悶々《もんもん》として脳がフリーズしているとき、脳の連携はうまくいっていません。うまくいっていないどころか、使われていません。「使いたい！」と焦っているのに、使うことができない状態です。

このときの脳は、ごく一部分――**感情系と思考系だけが空回りして、考えたつもりになってしまっている**のです。

だから、**悩みに対しては、答えを出せばいいのです**。脳に「こうなったら、次はこう動けばいい」という情報を与え、フリーズした脳を動かしてあげるのです。

「そんな簡単に答えが出せれば悩みなんてない！」と言うかもしれません。

確かに、人は一人で生きているわけではなく、会社や家族、ご近所や親戚など集団の中で生きています。自分だけの裁量で決定できることばかりではありません。だからこそ悩み苦しんだのでしょう。

それでもある程度、主体的に答えを出すことはできると思うのです。

まずは、**悩みの種やプレッシャーの源が、自分案件なのか他人案件なのか**はっきりさせましょう。

それが他人案件で、**自分ではどうしようもないものであれば「諦める」**。

「諦めるってなんだよ!?」と思うかもしれませんが、「諦める」というのも一つの決断です。「諦めるのであれば、次にどうしたらいいのか？」と、**考えを一つ進めることができます**。

どちらかわからない曖昧な状態では、脳の情報処理が進まないのです。どちらにするかを脳が決めてしまえば、脳の処理が進み、気持ちはずいぶんと楽になる仕組みなのです。

曖昧なアプローチからは、曖昧な認知しか生みません。

私が主宰する「脳の学校」では、ビジネスマンへのトレーニングをしていますが、**曖昧表現をする人はなかなか変わることができません。**

「指示どおりにできなかった」「きっと私が悪い」と口にしたとしても、誰のなんの指示に対してなのか。自分が悪いというのであれば、どうすべきだったのか。

これらを明確にできる人とできない人では、その後の成長がまるで違います。

事実を明確にしないまま反省しても、脳の中で仕組み化されることはありません。**行動が変わることで脳が変わる**わけですから、現状に対して、**曖昧な事柄がどの程度あるか**をまず、把握することが大切です。

脳は1週間で環境に慣れる

トップアスリート、たとえば、サッカーの日本代表選手が90分間、フィールドを走り回れるのは、**強靭《きょうじん》な筋肉とそこに酸素を供給できる仕組み、疲れない脳をもっているからです。**しかし、そんなトップアスリートも「**1週間以上試合に出てないと勘が鈍る**」と言います。

この言葉に対して、**脳の研究者として共感しかありません。**脳は、それほどの早さで環境に慣れ、変わっていくからです。

アスリートに限った話ではありません。ビジネスマンも同じです。1か月前に素晴らしい仕事をしたからといって、その後、ぼんやりとしていたら、考えないことに脳は慣れてしまうし、戦わないことに慣れてしまいます。

つまり、才能なんて天から降ってくるものではないし、能力は生まれつき与えられたものではないということ。つくり上げるものだと思います。

「そんな、ずっと考えごとをして、緊張し続けるのはつらすぎる」と言うかもしれません。

別に常に戦闘モードで仕事のことを考えろ、と言っているわけではありません。**脳を使い、使ったら休息をとる。**このサイクルを回していこう、ということです。休むというのは睡眠です。睡眠が脳にどれほど大切かは、これまで何度か指摘しました。

私たちは肉体をもった「生物」です。どんなに能力があっても過去の栄光があっても、肉体が元気でなければ、何も表現できません。**「こころ」を生み出す脳の仕組みに基づいて暮らすことで、デジタル社会を生き抜くサステナブルな体になっていきます。**

コロナ禍によってこころの病気になる人が増えているとお話ししましたが、じつはコロナ前からずっと、うつ病など気分障害の患者数は増え続けています。

厚生労働省が3年に一度行っている「患者調査」を見ると、2020年の「気分障害（うつ病、躁うつ病、気分変調症）の患者数は172万1000人。1996年は43万3000人ですから、約25年の間にじつに4倍になっています。

こころの病気の増加とデジタル化は無関係ではないと思います。

デジタル化・IT化によって、働き方は大きく変わりました。仕事の量も密度も上がり、通信手段の多様化で昼夜、土日祝日関係なく常に仕事がついてまわります。パソコンに向かっての作業時間が増え、コミュニケーションも画面越しの文字情報。人間関係は希薄になり、孤独を感じることも増えているはずです。

デジタル社会になれば、ボタン一つで仕事が完全自動化される。

AIがすぐに最適解を導き出してくれる。

そんな未来をイメージするかもしれませんが、**デジタルだといっても、人が機械を動かしているだけ。デジタル社会を築くのも、使うのも肉体をもった生物である人間です。そのことは絶対に忘れてはいけない**と思うのです。

第5章

大人脳が成長する
7つの小さな脳習慣

小さな脳習慣1.
「手書き日記」で自分の基準を知る

日々の暮らしが脳を育みますし、衰えさせもします。脳格差の裏には、間違いなく行動格差があります。

コロナ禍で「動かない」日々を過ごしてしまった今。

デジタル社会が急速に進展している今。

もっとも必要なのは運動系脳番地を再び働かせることです。脳が肉体を動かしているわけですから、脳に連動する肉体にアプローチすることで、〝動ける体〟になっていきます。

とりあえず動くことが必要不可欠なのですが、まだその重要性に気づいていない人が少なくありません。その原因の一つは、自分のベストコンディションを知らないからだと思います。

脳も体もいい状態のとき、どれだけクリアに考え、アクティブに動けるのかを知っておくと、衰えや不調に気づくことができます。自覚できていなければ、脳の不活化に気づくことはできないし、それに対処することもできません。

自分の脳と体に意識を向けることがとても大切です。

では、どうやったら自分のベストコンディション――基準がわかるのでしょうか。

私が実践しているのは、日記です。大学ノートを1日1ページ使って、かれこれ40年続けています。

1日を丁寧に振り返るなどといった大層なことではなく、その日あった**興味深かったこと、面白かったことをメモとして手書き**で残しているのです。

この日記を見返してみると、コロナ禍の間、直接会っているのは患者さんと家族だけ。ほか、誰とも会っていない日も少なくありませんでした。国際学会がなければ、海外や地方へ行くこともなくなりました。

日記に書かれている文章量自体、コロナ前より圧倒的に少なく、その内容を見ても、ただ日々の予定をこなしてるだけ。目新しい発見もなく、なんのインプットもできていません。のっぺりした単調な日々。それはつまり、脳にとっても刺激がなかったということです。

反省しきりではありますが、こうして記録することで、自分の行動や習慣が見える化されます。自分の行動で何が不足しているのか、〝基準〟と何が変わったのかを知ることができます。

毎日、手書きで日記を書くことは運動系脳番地の強化法にもなります。

鉛筆やペンを使って手書きで文字を書くとき、脳は書く内容を考えつつ、手先の動きに対しても指示を出します。また、文字の大きさや筆圧、速度などさまざまなことをコントロールします。文字の「読み」を打ち込めばいいだけのパソコンと違って、広範囲の脳番地を使います。

日記という習慣によって〝基準〟を把握することができれば、衰えにも敏感になります。「行動を変えよう！」という意欲も芽生えるのではないでしょうか。

小さな脳習慣2．ウォーキングのススメ

もう一つ、コロナによる劣化を教えてくれたのが**ウォーキングの習慣**です。

私は40代からウォーキングを日課にしています。私がベストコンディションをキープできているのは、**1か月（30日）最低120キロほどのウォーキング**のおかげでもあります。

私には1か月120キロが必要なので、**1日あたり4キロ**歩けばいいのですが、忙しくて歩けない日もあります。そのため、「**運動貯金**」として、毎日4・5キロ歩くことを日課にしています。

ただ、コロナ禍の緊急事態宣言中は外出することがはばかられ、歩く距離がすっかり減ってしまいました。1日3キロ程度になると、なんだか体調が思わしくない。

「これはよくない」と思い、ある日、少し長めの6キロほどのウォーキングをして

みると、これまで感じたことのない疲れに襲われました。

少しの期間、動く習慣が減っただけで、これほどまでに人は動けなくなるのかと痛感しました。


ウォーキングと脳の関係については拙著『最強のウォーキング脳』（時事通信社）に詳しくまとめましたが、**運動系脳番地を活性化させる手段として、ウォーキングほど効果的かつ手軽**な方法はありません。

何度も指摘していますが、運動系脳番地が活性化することで、ほかの脳番地を動かし、その連携が深まります。脳全体を元気にさせる〝トリガー〟となるのが運動です。

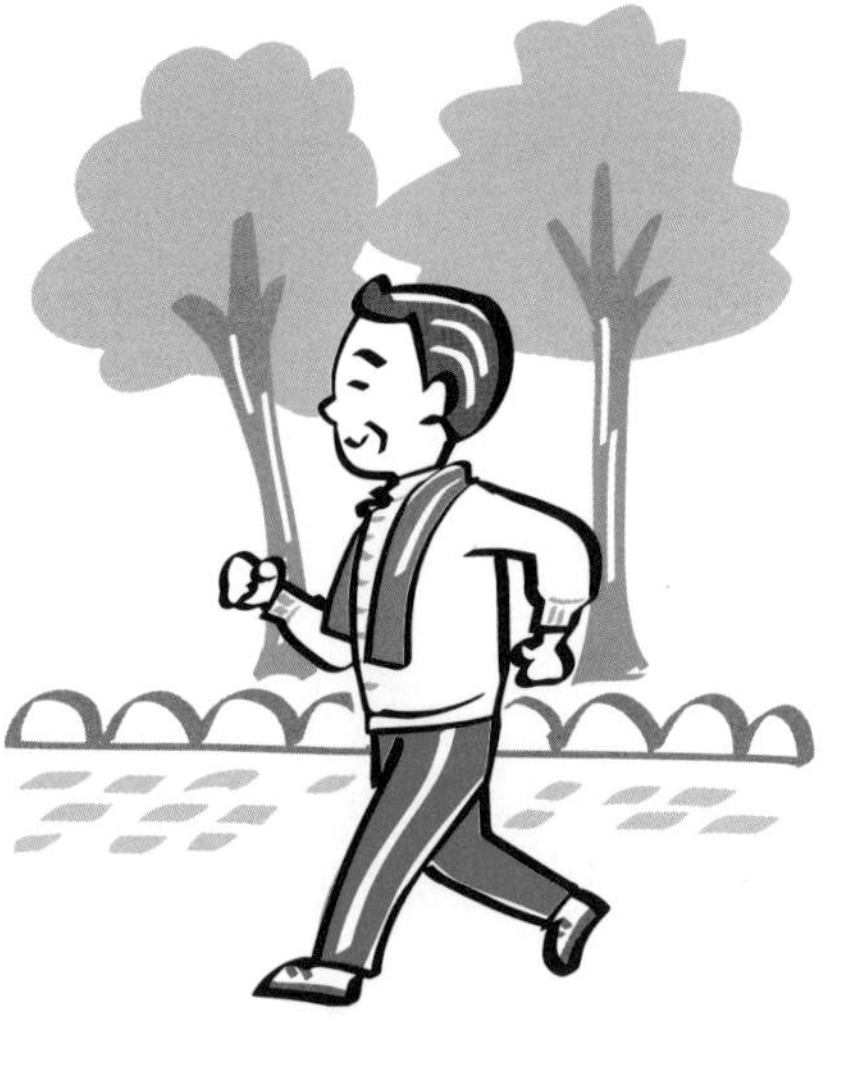

デスクワーク中心で脳の健康状態をキープしたいという人は1日60分。

さらに脳を活性化させて生産性を高めたいというのであれば1日80分。


ぜひ、ウォーキングを日々の生活に取り入れてください。

光や音の刺激の少ない道をぼんやりと歩けば、脳の休息になってストレスが解消されます（くれぐれも安全には注意を）。

ラジオや英会話のレッスンなど何かを聞きながら歩けば、**聴覚系や理解系の脳番地が刺激**され、理解力が深まります。

小さな脳習慣3.「推し活」が脳をよみがえらせる

肉体を動かし、**感情を揺さぶられるリアルな経験**をどれだけ重ねていけるか。

これが、加速するＡＩ社会を生きていく上で、不可欠なことになります。
その意味で、私がおすすめしているのが「推し活」です。

「推し活」とは、一般的に「誰か／何かを応援する活動」を指すようです。しかし、私はもっと広義に捉えています。**興味をもったことにエネルギーを傾ける、そうした活動すべてが「推し活」**です。

タレントやアニメのキャラクター、スポーツ選手など応援の対象があること。趣味でもお稽古事でも、夢中になることが楽しく、「次はこんなことをしてみたい」と思うこと。

これらは、日々のパターン化した生活に新鮮な体験をもたらします。

代わり映えのしない穏やかな日常を過ごしているだけだと、脳はエネルギーを使うことがありません。すでに何度も指摘していますが、脳は新しいことを取り入れることで活性化する器官だからです。

「応援したい！」「好き！」「やってみたい！」という気持ちは、人をアクティブに

します。

コンサートに足を運んだり、情報収集したり、グッズや雑誌を買いに行ったり、そんなリアルな行動が脳を活性化させます。

推しのデータベースをつくったり、より深く理解しようと、関連する書籍を読んだりするのもいい刺激です。

さらに、推しの写真を眺めてキュンとしたり、出演作を見て感動したり。

苦労しながらもチャレンジする姿を見て、もらい泣きをしたり。

推しの影響で、これまで行ったことのない場所を旅したり。

推しの存在によって、多彩な感情を味わうことができます。

「ときめいた」「感動した」という自分の感情と向き合うと、第2章でお話しした**感情系脳番地の右脳と左脳のバランスの乱れも整ってきます。**応援する対象に自分を重ねて理解しようとするからです。

そして、**ワクワクした高揚は脳にいい余韻を残します。**日常生活に戻り、仕事や家事、勉強をするときもポジティブに取り組むことができます。

また、推し活を通じて、**ファン同士の交流**が生まれることもあるでしょう。同じ作品を見たり、一緒にコンサートへ行ったり、体験を共有した相手とは親しくなりやすいものです。人間は時間や記憶を共有すると、共感しやすく理解も深まるからです。

自分の脳を自分だけの意思の力で動かすのは簡単ではありません。自分一人で楽しむことも悪くはありませんが、**「推し友」によって脳はさらに活性化されます。**語り合う仲間がいることで、孤独からも救ってくれます。

ＳＮＳによって、コアな推し活でも仲間が見つけやすくなり、地理的な距離を超えて交流することができるようになりました。これは、デジタル社会の功罪のうち、大きな〝功〟だと言えるでしょう。

「推し活」をしている人は、自分の脳を元気にしているという実感があるはずです。それは、「この人が好き！」ということが自分のアイデンティティとなり、自覚できるからです。

第2章でも指摘しましたが、推しの存在＝アイデンティティではなく、推しによってその人の脳が形づくられアイデンティティが確固たるものになるのです。

「推しがない」「なんの趣味もない」という人もいるかもしれません。それでも、**今日1日が自分にとってとても意味ある1日だったと思うこと、思えるような過ごし方をすることが大切です。**

脳の仕組み上、日々の積み重ねでしか、人間の感情は育ちません。今を最大限に楽しむ力をもってください。「今日を生きた」という証しをつくっていってほしいと思います。

小さな脳習慣4.
誰かの人生をトレースしてみる

情報があふれる中、自分に必要なこと、正しいことを取捨選択するのはとても大変です。そもそもあふれる情報に接するだけで、脳は大変なエネルギーを使います。

情報の取捨選択方法の一つとして、信頼する人の言葉・人生をトレースしてみる、というのは、シンプルですがおすすめの方法です。


若い頃、昭和の近代文学評論家・小林英雄のエッセイを読んでいると、「**好きな作家の全集や書簡とかをすべて読むべきだ**」というようなことが書いてありました。すべて読むことによって、その人のことが理解できるし、自分の書く力が育まれる、と。


それを読んだとき、「いや、そんなにいっぱい探すのも読むのも大変だ」と思ったのですが、試しにやってみることにしました。

まずは、木下杢太郎の伝記や著書を読み漁りました。木下杢太郎は医学博士でありながら、詩や戯曲を残し、また、美術史の研究家でもありました。

「**一人の人生でこれほどのことができるのか！**」と興味を持ち、実際、彼の人生を真似たりもしました。また、ノーベル文学賞候補に何度もノミネートされたシュールレアリズムの代表的詩人の西脇順三郎の詩集にも手を広げ精読しました。

ある人物の人生を追っていくと、**予測しなかったことをやってのけたり、思いもよらぬ決断をしたり**しているのがわかります。それが伏線になって、のちの人生にきっちり回収されたりもする。そんな驚きがあるものです。

これは、推し活と同様、他者の経験に自分を重ねることで、**感情系の右脳と左脳をバランスよく刺激**する効果があります。

好きな人の伝記を読み、情報を丸ごと集めてみると、その人の人となりから、思想の変遷、歴史観や時代背景が見えてきます。人の人生を客観的にトレースすることで、情報収集力を培うことができるし、自分の感情を動かすことにも役立ちます。

我々は、想像の範囲内のことは対処できます。**しかし、人生には想像を超えたことが起こるものです。**

まったく違う時代を生きた人だけれど、伝記からその人の人生を追体験することで、**想像・理解・予測の範囲が広がる**のです。

過去の偉人の書物だけではありません。リアルな大切な人、信頼できる人とつき合い続け、その人の生涯を見ていくというのも大切ですし、それはとても人間らしい生き方です。

私の母は現在86歳で、彼女の先輩や同級生は鬼籍に入ってしまった人も少なくありません。母の姿を見て、「ああ86歳を過ぎると寂しくなっていくんだなあ」と、改めて思います。

また、ふと口にした「孫は大学生だから、一年ごとに、応援しながら成長を見守れたらいいわね」という言葉に、その年代に達したからこそ見えるもの、感じるものがあることを知り、参考になったりもします。

未来がどうなるのかは誰にもわかりません。しかし、大切な人の言葉や生き方を追体験し、予測し得ないことのヒントにすることはとても意味あることだと思っています。

小さな脳習慣5.「選ばない」選択を優先する

基本的なことですが、デジタルとの接触時間は極力、減らしていきましょう。**ネットの世界から出て、自分の感覚だけに頼って判断する。**そんな原始的、生物的なことがとても価値をもつはずです。

日中の長時間、仕事でデジタルに接している人も多いでしょうから、とくに夜は自ら制限をかけ、デジタルスリープの時間帯をあえてつくってください。

デジタルに曝露し続ければ、知覚が鈍感になり、欲求もまた鈍感になります。よく都会ほど**セックスレスの夫婦**が多いといいますが、それも無関係ではないように思います。

デジタルに触れない時間を意図的につくるように、「**あえて選ばない**」ことを明確にすることが、この先求められると思います。

それはたとえば、**「お酒は飲まない」「土日は仕事をしない」「衝動買いはしない」**など、人によってそれぞれでしょう。ビジネスに関することがあれば、プライベートな生活習慣に関することもあるでしょう。

この先、選択の多様性は格段に広がっていくはずです。接する情報量は計り知れないものになります。日々拡散される膨大なネット情報に対して、情報を選択する力が求められます。しかし、その選択眼を養うのはとても大変なことです。

そのとき、**「選ばない」ことが決まっていると、脳のエネルギーの無駄づかいを避けることができます。**

そういう意味で私自身、良かったなと思うのは、ここまでの人生で〈右〉と〈左〉を提示されたら必ず〈右〉を選んできたということです。私にとって〈右〉とは、**〈脳のことをさらに理解できる方向〉**のことを指します。

もともと私はとても不器用で、ある一つのロックオンしたものに対してどうしても集中してしまうため、マルチタスクのコントロールに手を焼いてきました。

しかし、だからこそ「自分がやりたい」と思うことに集中でき、結果、今になって、外来で患者さんを診て、ラジオ出演など年間100回ほどの取材を受けつつ、子どもの世話をして……とパラレル処理ができるようになりました。

どれほどの対価を提示されても、稼げる選択ではなく、〈右〉を選択し続けてきた。それが自然と「**選ばないもの**」**を明確にする**ことにつながったのだと思います。そして、**30年以上一貫して一点に注力できたからこそ脳から社会を見ることができる**ようになりました。


人間は情報で形成されます。どういう情報を入れるかによって、人はつくられます。裏を返すと、**情報があふれる現在**は、潜在的な能力があってもなくても、自分自身の能力をつくっていくことができるし、**個性を変容することもできるということ**。

昔よりも、もっとずっと個性的になれる。自らの意思で変えていけるのです。

かつてその自由度が10ぐらいだったとするなら、今は100どころか　1000ぐらいになっているでしょう。そのくらい、個性をつくっていくための情報の選択設定は広がっている。それはAI社会の希望の未来といっていいでしょう。

だからこそ、削《そ》ぎ落とすのです。

不要だと思うものはバッサリ切る選択をしないと、有限な時間が無為に過ぎてしまいます。脳の空き容量だって無駄なものに占拠されてしまいます。

今、さまざまなものが加速度的に進化しています。医学の世界でも、数年、学会に出ていないとすっかり取り残されてしまいます。各分野、それぞれが生きる世界のパラレルワールドがどんどん知識を集積し、肥大化しているのが現代社会です。自分をいかにシンプルに動かすか。そのための自己感覚をどう研ぎ澄ますかがとても重要なのだと思います。

有名な話ですが、大リーグ・エンジェルスの大谷翔平選手は高校1年生のときに、「ドラフト1位で8球団から指名されること」を目標に掲げ、そのために必要なことを目標達成シートに書き込んでいました。

目標を大きく超える夢を叶え、活躍している彼の姿を見ると、長期的な目標を掲げること、そして目標達成までの長い鍛錬が人間を大きくさせるのだと感じます。そして、**明確な夢・目標があったからこそ、選択肢に迷うことなく突き進める。脳への負担を大きく軽減できる。これは成功者に共通する特徴**でもあります。

小さな脳習慣6.
自然が見せる「ありのまま」に触れる

私の故郷は新潟県長岡市寺泊野積という場所で、家から少し歩けば日本海です。実家に帰ったときはほぼ必ず、海岸へと散歩に出かけます。

白い砂浜の向こうに日本海が広がり、その先には水平線が輝いています。夕方の景色は圧巻です。太陽がゆっくりと水平線に消えていくさまは感動的で、地球の動きをダイナミックに感じることができます。

しかし、都会にいると、水平線など見る機会はほとんどありません。太陽は勝手にのぼり、勝手に沈んでいく。朝から晩まで高層ビルの中で仕事をしていたら、空の色の変化を気にすることもないかもしれません。

こんな時代だからこそ、大自然の動きを感じることはとても大切です。雄大な景色を見て「美しい……」と感動したとき、**呼吸はおだやかになり、リラックスした気持ちになります。**

感情系脳番地は、喜怒哀楽や不安といった気持ちを生み出す機能だけでなく、**自律神経を介した身体反応**にも関係しているからです。

第3章で「脳内リズム」のお話をしましたが、脳内リズムは自然の動きと連動しています。自然の変化を体で感じることは、やはり必要です。

自然界の動き——その日の空模様、海の色や波立ちは1日として同じではありません。**それを五感で感じて考えることは、脳にとって新鮮な刺激**となります。

自然は「ありのままの事実」を私たちに見せてくれます。

「自然に帰る」といった表現をよく使いますが、やはりそこに原点があるのだと思います。私たち人間は肉体をもった生き物であるということも「原点」です。それを改めて気づかせてくれるのでしょう。

コロナ禍を経て、地方へ移住して自然に触れ体を動かしながら、仕事をするという選択をする人が増えていると聞きます。**デジタル技術をうまく利用してアナログな生き方を実現するというのは、これからの社会において「サステナブルな生き方」の一つだと思います。**

小さな脳習慣7.

脳の孤独を避ける

新型コロナウイルス感染症の流行期、多くの病院や高齢者施設では面会が禁止されました。高齢者の感染および死亡リスクは高いですから、止《や》むを得ない、施設側にしても苦渋の決断だったかと思います。

しかし、ひょっとしたら、コロナの感染による死者数以上に、コロナの影響で進んだ老化や認知症による死者のほうが多くなるのではないか？と思っています。

原因は「孤独」です。

孤独はこころを蝕《むしば》みます。すでにお話ししましたが、こころとは脳の働きの一部。**脳は孤独が嫌いだし、脳が衰えると孤独になります。**なぜなら、**脳にとっての孤独**

は情報が途絶えることだからです。

現在では明確に違法となりましたが、かつて、企業の「追い出し部屋」なるものが話題となったことがありました。会社が辞めさせたい社員を通称「追い出し部屋」に異動させ、他の社員とのコミュニケーションを絶って孤立させ、延々、意味のない単純な作業（あるいはただひたすらに過酷な作業）を命じる、というものです。

こうした環境はほとんどの人にとって、耐えがたいダメージを脳に与えます。

脳は「やってみたい！」という意欲、「楽しい！」という刺激、「よくやった！」というご褒美が大好きです。

それが日々、なんの目的もミッションも与えられず、この状態がいつまで続くのかわからない曖昧な状況に置かれるわけですから、脳が追い詰められるのも当然です。

しかし、こうした孤独な環境に決して順応してはいけません。

会社という組織でなくても、誰しも仲間はずれにされたり、無視されたりと、暗黙につくられた孤独な環境に陥ることがあり得ます。

そうした状況になっても、私たちは自分の「大人脳」を孤独にさせてはいけないのです。

目的が不明確な単純作業をやらされても、自分の脳を成長させられるのが大人脳をもつ人です。

たとえ環境が劣悪でも自分の脳だけは、その一瞬一瞬に意義を見出して成長する大人脳でなければならないのです。

言い換えると、環境に左右されず、自分の脳を成長に導ける力をもつことが、「大人脳」になることです。

孤独と脳の関係で言うと、**人は「人と話さない」だけで、簡単にうつっぽくなります。**

言葉を口にするとき、運動系と伝達系が働きます。自分の考えを言葉にして伝える機会が減れば、伝達系の刺激が弱くなりますし、しゃべらなければ口の筋肉を使わず、運動系のネットワークが弱くなります。

運動系が衰えるとどうなるかは、ここまで読んでくださった方ならおわかりでしょう。

私たちは脳の孤独を避ける生き方を身につけなければなりません。

よく、「私は一人で平気」と言う人がいますが、物理的に一人でいることはイコール孤独だとは限りません。

たとえば、私は20代の頃から脳科学の道に入り、誰もやってこなかった未踏の領域で研究を続けてきました。それは、孤独な戦いであり、ずっと寂寥《せきりょう》感とともにありました。

しかし、それを続けてこられたのは、どんな状況であっても、研究に意義を見出したり、つくり出すことができたから。そしてもう一つ、自分の脳にあたたかい思い出があったからです。

大好きだったおじいちゃんと海で遊んだ記憶。母親がいつも優しくなだめてくれたときの感情。親友と喧々諤々《けんけんがくがく》、議論した日々——。

もう、そのときには戻れません。

一緒に過ごしたおじいちゃんや友達にはもう二度と会うことはできません。でも、私の頭の中には彼らと共有した記憶があり、**一枚の写真を眺めるだけで、懐かしい場所を訪れるだけで、いつでもそのときの記憶がよみがえり、あたたかい気持ちになれる**。これは脳が孤独を感じないために、とても大切なことです。

過去に経験した記憶を「エピソード記憶」といいます。エピソード記憶は「いつ」「どこで」「誰と」といった事実だけでなく、そのときの空気感や感情も一緒に記憶されます。

エピソード記憶もだんだん薄れていくのですが、繰り返し思い出すことで、記憶エングラム（記憶の痕跡を再生する神経細胞群）が活性化し、印象深い思い出として残ります。

そして、思い出が呼び起こされるたびに、記憶系脳番地を刺激し、ときにあたたかな感情とともに前向きな活力を与えてくれるのです。

子どもの頃からさまざまな体験を積み、「思い出」というセーフティゾーンを脳内につくっておくこと。

そして、いくつになっても、「成長したい！」という意欲を持ち、行動し続けること。

それが脳を孤独にさせない秘訣《ひけつ》であり、ＡＩ社会をサバイブする脳をつくるのだと思います。

【あとがき】日本社会と成長する大人脳

先日、「脳の学校」を訪れた16歳の男の子が、笑いながらこう言っていました。

「もう、日本を出て、俺は海外で社長になる」

私の若い頃も海外志向の人はいました。しかし、当時は日本も高度経済成長期で、「明日は今日より必ず豊かになる」「幸せになれる」と誰もが信じられた時代です。希望にあふれた未来の、たくさんある選択肢の一つとして海外で生きることを選んだものです。

しかし、令和の今、この男の子は日本という国の中だけでは、明日に希望をもてないと感じている。「成長する大人脳」になる明るい未来を描けないから日本を出ていく、と言っているわけです。自分を成長させる行動範囲がまるで違うのです。

一方で、「自分が何をしたいのかわからない」という若者も少なくありません。将来が見えず悩む若者はどんな時代にもいるものです。自分が何者なのか、何者になれるのかなんてわかりません。わからないこと自体は当たり前。でも、「わかりたい！」と思い行動をする。「それが人生なんだ」ということをなんとはなしに感じていたように思います。

しかし、ＡＩ時代の若者たちの「何をしたいのかわからない」は、情報テクノロジーに囲まれすぎて「わかろうとする意味さえも感じない」というものになっている気がします。

それも仕方がないことかもしれません。

「失われた10年」は気づけば20年、30年と〝自動更新〟され、すっかり「安い日本」になりました。平均給与はＯＥＣＤ加盟国の中で第24位。第１位のアメリカの半分です。イノベーションを生み出せず、守りに入る日本企業では生きにくいのか、優秀な人材は海外へと流出しています。

脳はインプットした情報によって変わり、人は情報によって行動を変えます。情報の与え方によって心のありようも変わります。今の日本社会について語られる情報はあまりにも不透明でネガティブなものも少なくありません。それが、一人ひとりの脳の仕組み、大人脳のあり方によくない影響を与えています。

第4章で詳しく説明しましたが、うつ状態になると情報を入れられなくなり、未来が描けなくなります。言うなれば、過去30年、日本社会全体がうつ状態に陥っていたのです。

日本社会に成長する機運を削ぐ「どんよりした空気」が蔓延しています。その空気の正体は、「成長する大人脳」になる未来が描けないことへの不安です。そこから逃れようと16歳の少年は海外へと向かうのです。

超高齢社会に突入し認知症の低年齢化が進む国で、見渡せば、大人たちは片時もスマホを手放さず、身体を動かすこともなくバーチャル世界にたゆたっている……。そんな国で子どもが未来に夢をもてるでしょうか？

若者に成長できる未来を与えられない社会にしてしまったのは、私も含め大人たちの責任です。
だからこそ、脳科学者として私は「成長する大人脳を育てる」ことで未来を提示したい。

脳の成長には「夢」と「未来」が必要です。

まずは、私たち大人が、いつまでも未来への希望に向かって、健康でクリアな脳で毎日を楽しむ。それが、この国の未来をつくる子どもたちに夢を与える第一歩になるのではないかと思っています。

2023年6月　脳内科医・加藤プラチナクリニック院長　加藤俊徳

加藤俊徳（かとうとしのり）

脳内科医、医学博士。加藤プラチナクリニック院長。株式会社「脳の学校」代表。昭和大学客員教授。MRI脳画像診断・発達脳科学の専門家で、脳を機能別領域に分類した脳番地トレーニングや脳科学音読法の提唱者。

1991年に、現在世界700カ所以上の施設で使われる脳活動計測「fNIRS（エフニルス）」法を発見。1995年から2001年まで米ミネソタ大学放射線科でアルツハイマー病やMRI脳画像の研究に従事。ADHD、コミュニケーション障害など発達障害と関係する「海馬回旋遅滞症」を発見。独自開発した加藤式脳画像診断法を用いて、1万人以上を診断・治療。

著書に『1万人の脳を見た名医が教える　すごい左利き』（ダイヤモンド社）、『アタマがみるみるシャープになる!! 脳の強化書』（あさ出版）、『一生頭がよくなり続ける　すごい脳の使い方』（サンマーク出版）、『不安を力に変える　いま、つらいと感じる人のための脳番地トレーニング42』（扶桑社）など多数。

▶加藤プラチナクリニック公式サイト
https://www.nobanchi.com

装丁／ブックデザイン
松坂 健［TwoThree］

イラスト
ここあんこ

構成
鈴木靖子

校正
鈴木 均

一生成長する大人脳

発　行　日　2023年7月10日　初版第1刷発行

著　　者　加藤俊徳
発　行　者　小池英彦
発　行　所　株式会社 扶桑社
〒105-8070
東京都港区芝浦1-1-1　浜松町ビルディング
電話　03-6368-8870［編集部］
03-6368-8891［郵便室］
www.fusosha.co.jp

印刷・製本　株式会社 加藤文明社

定価はカバーに表示してあります。

Printed in Japan
ISBN978-4-594-09398-3